老化って言うな!

平松 類
Hiramatsu Rui

PHP新書

老化って言うな！

平松 類
Hiramatsu Rui

PHP新書

老化って言うな！

目次

はじめに

第1章 最近、とくに気になる……これってもしかして?!

第2章

なんだっけ？　誰だっけ？　私どうなっちゃうんだろう??

第3章

テレビの音がうるさいと家族から苦情が

第4章

メンタル弱ったかも。なんだか自信がなくなってきた

第5章

これだから夜がコワい！

第6章

絶対人に言えない！　案外、深刻な悩み

おわりに

はじめに

「老化でしょ」

医者もそうですが、たいていの人は、ある一定の年齢になって起こる現象を老化のせいにしたがります。

なぜかといえば「年を取る＝劣化する」と考えているからです。

でも現実はそうでもありません。今まで「すっ」と見えていた文字が見えにくくなったり、本を読むのにちょっと時間がかかるようになってきたとしても、距離を離せば問題なく読めるはずです。

今まではテレビを観ていて違和感がなかったのに、なんだか最近、女子アナの声が聞こえにくいとしても、男性の声や番組によっては聞こえやすいこともあるでしょう。

心地よく感じるもの、好きなものも年寄りっぽくなってきたという人もいます。昔は賑やかな街中にいるのが好きだったけれど、急に自然豊かな場所が気持ちよくなってきた。春風や秋風が皮膚をなでる感覚や、道端に咲く花の香りに心穏やかになるし、味噌汁や梅干しがやっぱり美味しいなと思ったり。確かにいろんなことが、数十年前の自分とは違ってきています。

けれども、それらは「劣化して」いるからではありません。見えないことも、聞こえないことも、趣味嗜好《しこう》の変化も、決して「年のせい」ではないのです。

年齢を重ねて起きる現象は、「劣化」ではなく「変化」です。年齢が上がると、その分、能力や体力が落ちて「すべてのことが下降していく」と思われるかもしれませんが、実はその逆。年齢とともに、多くの能力は伸びているのに、ほとんどの人がそのことに気づいていないのです。

105歳で亡くなられるまで現役医師として活躍された日野原重明先生のことはみなさんもよくご存じだと思います。

お元気でいらした頃には、講演会で私をご紹介いただいたり、拙著の推薦をしてくださったりとお付き合いさせていただいていました。

先生の、常に去年より今年、昨日より明日と、１００歳を超えても成長を目指される姿勢は、大変勉強になりました。

これは、日野原先生だから特別なのではありません。きちんと自分の体や心の状態を把握していれば、特別な病気にならない限り、誰もが１００歳を超えても今より良い生活、優れた能力を手に入れることができるのです。

私は医者という仕事のおかげで、これまでに延べ10万人以上の方と接してきました。五感のなかでも、もっとも使われる感覚、「視覚」という領域を扱う眼科医ですが、日々、患者さんを診察していると、「目の能力を使いきれていない人」がとても多いと感じるのです。また、同じように「耳の能力を使いきれていない人」もたくさんいて、もったいないなぁと思ってしまいます。

年齢を重ねても、目も耳も以前とは違う使い方をすれば、今ある機能を発揮できるのに、そのことを知らず「できない自分」を情けなく苦しく思ってしまう人がたくさんいるのです。

逆に、診察を続ける中で、高齢の患者さんからは仕事に関すること、生活の知恵、趣味など、多くのことを教えてもらってきました。

どれだけ年齢が上がっても、体の変化に合わせて正しく体を使えれば、私など足元にも及ばないほど行動が可能になり、素敵な暮らしができることを、たくさんの患者さんから学ばせてもらったのです。

そこでこの本では、年齢を重ねていく中で「変化する自分」に対して、ちょっとした工夫や、物の見方を少しだけ改める方法をお話ししたいと思います。病気かどうかの判断は、一度は病院で確認することをおすすめしますが、「とくに病気じゃない」「年のせいだよ」と、言われることのほうが圧倒的に多いはずです。

「結局、この不調は年だから……」とあきらめそうになった時こそ、この本で「病気的な変化」ではなく、「心身の正常変化」であることを確認していただきたいのです。

「変化」を正しく理解できれば、気が楽になりますし、本当の力を発揮できるようになるはずです。

ではまず、多くの人が最初に感じやすい体の年齢変化「スマホを見るとぼやける」について、お話ししようと思います。

「老化でしょ」と思いましたか？　いいえ、老化ではなく、これも変化の一つなのです。

第１章

最近、とくに気になる……
これってもしかして?!

スマホを見続けたあと、目のピントが合わなくなってきた

スマホでニュースを読んだり、SNSをチェックして、「さて」と、顔を上げると周囲がぼやけて見える。そんな経験が続くとなんだか憂うつな気分になります。とくに疲れている時や、夕方だとピント合わせがうまくいかないことが増えてきた。

では見えないのか、というとそうでもなくて……。ちょっと待てば見えてくるのではないでしょうか。

理由はピントのメカニズムにあります。はっきり、くっきり見るためのピントは、目の玉にある水晶体というレンズ、毛様体筋《もうようたいきん》という筋肉によってコントロールされています。

筋力があれば、瞬時にバチッと目的の距離にピントを合わせられますが、筋力が弱くなってくると、**「この辺りかな……」**と、**様子をうかがいながらピントを合わせる**

ようになってくるのです。その結果、ちょっとぼやけながら、ゆらゆらと調整してからピントが合うことになります。

こういった症状が現れると、すぐに「老化だから……」と言いたくなりますが、実は中高年になったからではありません。20代前半をピークとして、ピント調整の筋力は徐々に衰えてきている。つまり、長年の変化なのです。ただ20代の頃はピントの合わない時間が短いためにあまり気づかなかったのです。

ですから、**少し時間が経《た》ってピントが合ってくるなら、気にする必要はありません。**感覚的には長く感じられるかもしれませんが、せいぜい数秒のレベルです。日常の生活には大きく影響しません。

ピント調整を少しでも楽にするには筋肉をうまく使うようにする必要があります。筋肉は伸び切った状態で固定するのは結構楽なのですが、中途半端な位置で固定して維持するのはきついものです。

たとえば、膝《ひざ》を伸ばしている状態や完全に曲げているのは楽だけれど、中途半端に曲げる「空気椅子」の格好って筋肉がプルプルしてつらいですよね。筋肉の問題だけでなく、神経回路的にもきついのです。下手にやると腰や膝を痛める原因にもなってしまいます。

それと同じで、ピントもある特定の位置に固定するのって、実はとても不自然なこと。スマホにずっとピントを合わせ続けるのは、体にとって相当な無理を強いているというわけなのです。

とはいっても「パソコン、スマホを見るな」ではつまらないものです。自分がやりたいことはやりたい、ではどうすればいいかというと、ピントのストレッチをします。「決めた場所にピントを合わせてじっと見る」というのはかえって逆効果。空気椅子で体を痛めるのと同じ結果になってしまいます。

それよりは、ピントの合う端から端まで目の筋肉を動かしてあげるのが得策です。足でいえば、ゆっくり屈伸運動するようなイメージです。

やり方は、遠くのものと近くのものを交互に見るだけ。慣れてくれれば、間にもう一

◉目のピントを合わせるストレッチ

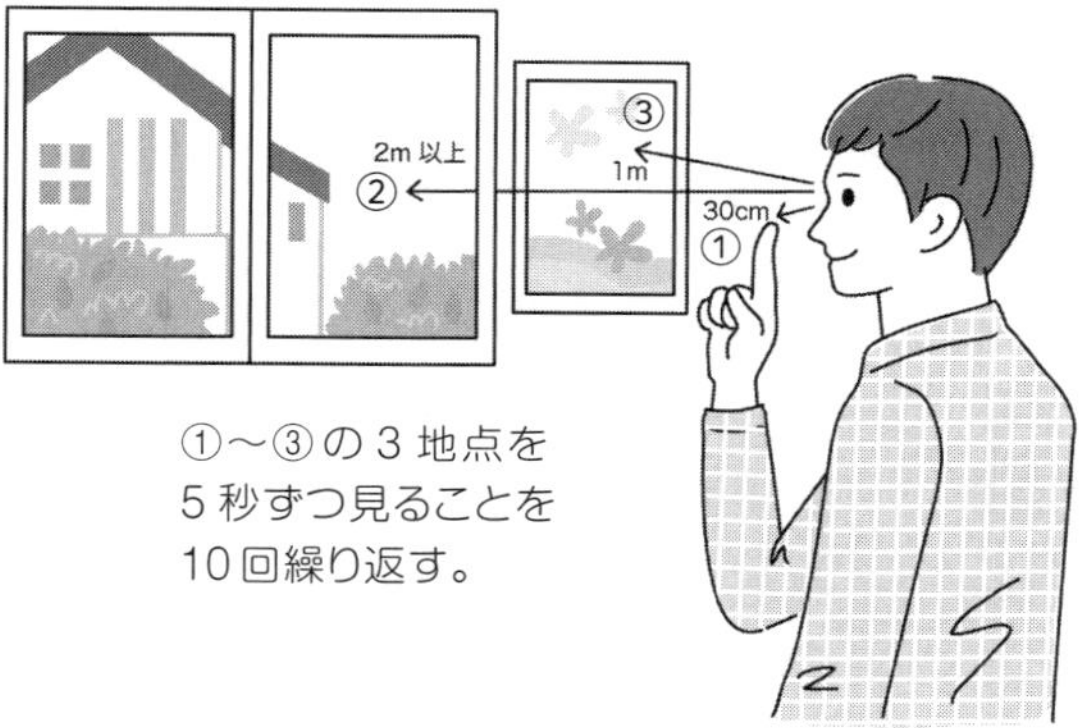

①〜③の3地点を
5秒ずつ見ることを
10回繰り返す。

つ目標物を設定して、遠く、中間、近く、中間、遠くというように、焦点を動かしてみます。

具体的な方法を解説しましょう。

まずは右手の人差し指を立ててください。

①その指を目から30センチの位置で止めます。大体A4サイズの長い辺が30センチですから目安にしてください。

②次に遠く、だいたい2メートル以上遠くを見ます。窓から遠くを眺められるなら山などの景色が良いのですが、なかなか対象物がないかもしれません。その場合は、家の中のテレビや、窓から見える自動車などでもOKです。

③次に今までの二つの距離の中間、1メ

ートルぐらいの位置を見ます。家のカレンダーでもよいでしょう。

この3地点を順に見ていきます。最初は、近く（①）と遠く（②）の2カ所から挑戦してみてください。まずは指の先を5秒見る。次に遠くを5秒見る。これを10回ほど繰り返します。

慣れてきたら今度は、①近く5秒、③中間5秒、②遠く5秒というように、3地点を順に見る。これを10回繰り返し筋肉を使っていきます。

こうすると、筋肉をまんべんなく使うことができます。次第に、物を見た瞬間にピタッと、ピントが合うようになってきます。

一日に何度やっても構いません。読書やスマホで目が疲れた時などに行なうと、目だけでなく、肩や首の筋肉を休める効果も期待できます。

振り向いた瞬間「あっ！」。首の力が弱くなった気がする

まず、思い返してみてください。**子どもの頃から今までに、首を鍛えた経験ってありますか？** ほとんどの人の答えは「ない」だったはずです。

経験があるとしたらレスリングや柔道などの格闘技経験者やラガーマンくらいで、一般的なスポーツやジムで体を鍛えていても、首のトレーニングには縁がなかったと思います。

ストレッチやヨガなんかでも、首を回す、動かす運動の時は、しつこいくらい「無理しないでください」「痛くない範囲で」とインストラクターが忠告します。

首を支えているのは、僧帽筋《そうぼうきん》と胸鎖《きょうさ》乳突筋《にゅうとつきん》などの筋肉なのですが、この部分へのアプローチは、安易にやるとかえって痛めてしまうこともあり、専門家による指導が不可欠です。

ですから、首を痛めたからといって「年を取ってしまったから」とは考えすぎないでください。まして、「年をとって首の力が衰えたから鍛えなくちゃ」などというのはナンセンスです。

とくに、首を痛めたあと、突然「これまでの不摂生を反省する」人は多くいます。「よし、これまでさぼってきたけど、頑張って運動しなきゃ」と、一念発起する人もいるかもしれません。気持ちはよく分かります。

体を痛めたことで、それまでの自分の生活を急に反省したくなってしまうのです。そして、痛みが落ち着くまで待っていられず、早く何かをしなければと、焦り始めます。ですが、ちょっと待ってください。まず痛めた時はとりあえず安静に、痛みが強い時は医療機関を受診して、治療やリハビリの方法を教えてもらってください。

では、どうして振り向いた瞬間、「あっ！　首やっちゃった！」となるのか。

一番の原因は、**首の周辺にある筋肉や組織のこわばりです**。最近は、スマホ首（ストレートネック）なんていう言葉もあるくらい、首を前に倒した姿勢を続けていますから、首が凝《こ》るのは当然です。こわばっているということは、血流が悪くなっています。そこで急に筋肉を動かすと痛みが生じてしまうのです。朝起きた時に首の痛みを感じる「寝違え」も、原因は同じです。

年のせいと心配する必要はないけれども、ちょっとは防ぎたいもの。そういう時は首を鍛えるのではなく、**首を温める！**を、実践してください。

起きている時であれば、首にストールやマフラーを巻いてみる。夜は、基本的に暖かくして寝ることです。

冬に暖房をつけると体に良くないと思っている人も多いのですが、そんなことはありません。快適な室温、軽くて暖かい布団で、首元が冷えないようにして、血流を改善するのがおすすめです。

食事中むせるようになったのは喉が衰えたせい？

食事中むせるのが、1回ぐらいならいいのですが「そういえば、最近こういうことが増えてきた」となると、ちょっと心配です。

入院患者さんのなかにも、突然むせる方がいらっしゃいます。また、「よくむせるけど、こんなものだろう、大丈夫だろう」と放っておいたところ、突然、食事が喉に詰まって息ができなくなったという経験をする人もいます。

ある患者さんもそれまで、多少むせることはあったのですが、とくに問題なく生活していました。

ところが、目の手術でたまたま1泊2日で入院した時に、晩御飯を食べて急に息苦しくなってしまいました。幸い病院スタッフがすぐに気づき、喉に詰まったものを取り出し、治療をして一命はとりとめました。予防の手立てがないかといえば、そんなことはありません。普段から対処しておけば、こういう怖いことを防ぐことができます。

私たちは普段何気なく食べ物を飲み込んでいます。「ゴクン」と飲み込む時、体の中では絶妙な操作が行なわれています。

というのも、私たちの喉を通るのは、食べ物だけでなく、鼻と口から吸いこむ空

◉嚥下《えんげ》のしくみ

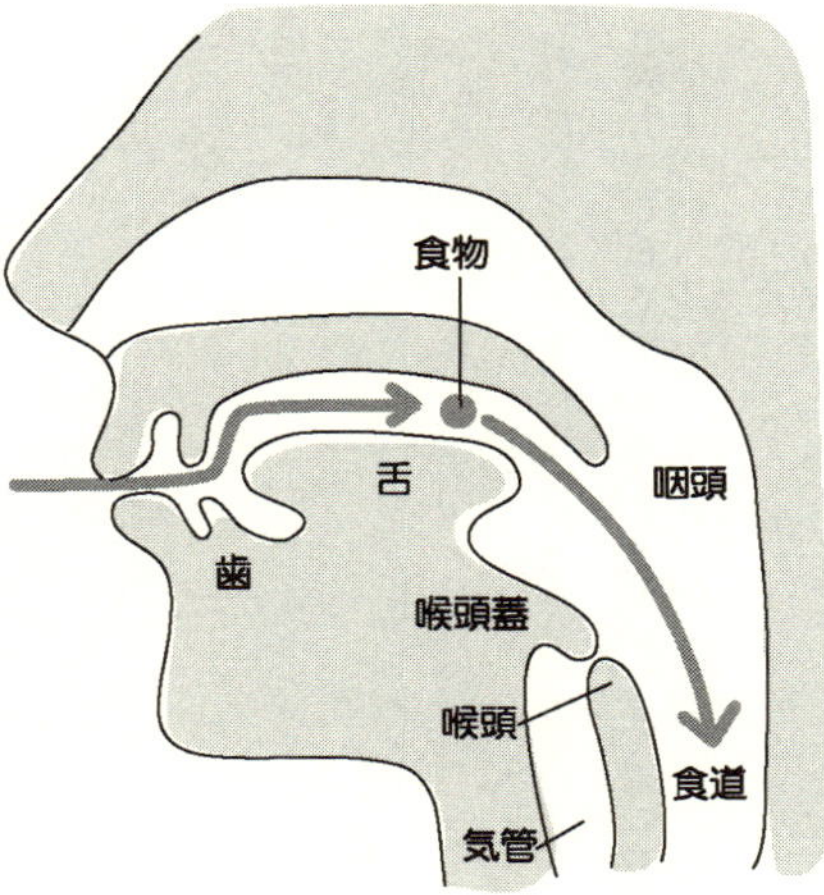

誤嚥《ごえん》は、気管のふた（喉頭蓋）が開いて、食べ物が気管に入ってしまうこと。

気もあるからです。空気と食べ物は、同じ管を通って咽頭《いんとう》を通過します。その先で枝分かれして、空気は気管へと流れ込み肺へ、食べ物は食道へと送り込まれます。

　この道筋を誤らないために、咽頭には「喉頭蓋《こうとうがい》」というふたがついていて、空気以外のものが通る時にはふたを閉めて、気管に余計なものが入らないように防いでいます。

　しかし、ふたを開け閉めする動作がうまくいかないと、行くべき道を間違えてしまうことがあるのです。誤って入ったものは排出しなければなりません。そのために、食道に空気が入った場合には、げっぷやおならで排出します。だから、げっぷもおならも我慢してはいけません。もちろんマナーには気をつけて、人に嫌悪感を与えない場所で排出しましょう。

一方、気管に食べ物や唾液が入ってしまった場合には、むせて咳《せき》で肺に流出するのを防ぎます。もし、唾液の中の細菌や食べ物が肺に入ってしまうと、「誤嚥性肺炎」を起こし、最悪は命を落とすこともありえます。

ですから、「むせる」というのは、体を守るとても大切な行為。どんどん「むせて」良いのです。

病院の入院患者さんでも、食事でむせると申し訳ないと思うのか、小さく「コホコホ」している人がいます。そんな時は背中を軽くたたいてあげて「もっとむせていいですよ」と声をかけています。

ただ、むせてばかりいると、「カッコ悪い」「年取ったなぁ」と悲しい気持ちになるのも事実です。

喉頭蓋の開け閉めがうまくいかなくなるのは、飲み込む力の問題や、自律神経のバランスなどがあげられます。

簡単な予防法としては、**食事中は意識して水分を多く摂《と》る、パサパサした食感の料理より、水分の多い調理法を選ぶ**（多すぎてもダメ）と良いでしょう。

とくに、**肉類を焼いた料理はむせやすい**ので注意してください。知人のボディービルダーは赤身の固い肉を焼いて食べるのを習慣にしていましたが、気管に詰まらせて大騒ぎになったことがありました。彼は30代でしたから、年齢の問題だけでないことは理解してもらえるでしょう。


でも、毎食、煮込み料理を食べるわけにはいきません。だとしたら、喉の周辺の筋肉を鍛えて、できるだけむせる回数を少なくできるようにリカバリーしましょう。

その方法の代表が深呼吸とカラオケです。

完全にむせるのを予防できるわけではありませんが、呼吸筋をしっかり使えるようにしておくと、むせた時でも一回「ゴッ」と咳をすれば、食べ物が食道へ流れるように修正できるようになるのです。

喉周りの筋肉が弱っていると、上手にむせることができずに、いつまでも「ゴホゴホ」していなければなりません。人と一緒にカラオケに行くのが苦手なら、家の中で歌うのでももちろん構いません。

深呼吸は、空気の通り道を自覚することができて、むせないための良い練習になりますし、自律神経のバランスを整える効果も期待できます。

外出中も家のなかでも、よく人にぶつかる

街中を歩いていて、たびたび人とよくぶつかる。スマホを見ながら歩いていたのならわかりますが、とくにそういうわけでもない。確かにちょっと考えごとはしていたかもしれないけれど、ちゃんと前を見て歩いていたはずが、ついついぶつかってしまうという人が結構います。私もそういうことが、よくあります。

申し訳ないと思いつつ、相手の態度が悪いとつい「ぶつかってきたのは、そっちじ

ゃないの？」とも思ってしまいます。しかし危険な人もいますから、こちらから文句を言うのは避けたいところです。

ぼーっとしている時にぶつかってしまうのは仕方がありませんが、そうではないのにぶつかった場合の理由としては、歩行スピードが周囲の人とずれているのかもしれません。

たくさんの人が行き交う場所では、歩く速度も人それぞれ。どうしても肩が触れたり、ぶつかったりということは増えます。当然ですが、これは自分だけのせいではないので気にすることはありません。

もう一つの原因は視野の問題です。緑内障は、**視野の一部が欠ける**症状が現れます。見えていない場所があるのですから、人に気づかずぶつかってしまうことも十分考えられます。また、走ってくる車や信号が見えないケースもあります。運転する人は、信号や歩行者の見逃しで事故を起こさないためにも、緑内障のチェックは数年に一度しておくほうが安心です。

緑内障を発症していなくても、年齢が上がると目の機能が少しずつ弱くなってきます。なかでも視野が狭くなってくると、**比較的近くを見て歩くようになる**ため、遠くから近づいてくる人に注意が向かず、突然人が目の前に現れたような錯覚を起こすことがあります。**スマホ歩きのような状態が、普通に歩いていても起こってしまう**のです。歩行中は意識して遠くを見るようにして、できるだけ視野を広く取るようにすると人や物にぶつかることを減らせるでしょう。

それから、距離感の問題もあります。若い頃は、自分の体と別のものの距離感が、ある程度把握できていました。それが、年齢とともに距離感に誤差が生じるようになります。タンスの角に足の指をぶつけたり、廊下の壁に肩をぶつけたという話を聞きますが、自分の体がどこにあり、どういう動きをするか、そして物との距離はどれくらいかを直感的に判断する能力が落ちてきているのです。

こうした視野や距離感の問題は、緊張していると、とくに大きく現れます。

たとえば、駅で「○○線はどちらへ行けばいいのだろう」と路線表示や案内板を一生懸命探していると、実際にはそこにあるはずの表示が目に入ってこないことがあります。緊張していたり、何かを探そうと必死になっていると、視野（有効視野）が余計に狭くなり、見えるはずのものが見えない状況に陥《おちい》ってしまうのです（126ページ参照）。

また、そうした緊張感は筋肉にも影響します。緊張状態で転ぶと、筋肉がぎゅっと縮こまっていてとっさに手が出ず、頭や顔から倒れて、大けがをするようなことがあります。

たとえば、平均台の上はなんとか渡れても、ビルの端を歩くのは至難の業《わざ》です。心が落ち着いているほど、体は自分の自由になるのです。初めての場所や人込みのなかでも、「ぶつからないように……」と緊張するより、「少しくらいぶつかっても大丈夫」とドーンと構えていてください。

最近、急激に太り始めた。体重の増加が止まらない

病気で太り始めたというのはまずいのですが、そういうわけではないのに体重が増えていくことがあります。女性で多いのは更年期です。

女性が閉経すると、女性ホルモンの一つ「エストロゲン」の分泌《ぶんぴつ》量が減ります。すると、脂肪の代謝が悪くなり、内臓脂肪がたまりやすくなります。それまでは柔らかい脂肪がついていたのに、男性のビール腹のように硬い脂肪がつき始めたら、ホルモンバランスの影響が考えられます。

それまでと同じような食事、運動不足の状態を続けていると、内臓脂肪は増え続けてしまいます。

男性の場合は年齢で生活が変わってくる。たとえばこれまで営業で外を歩いていたのに定年になり、あまり外を歩かなくなった。自営業だが今はゆっくりしている、と

いうように生活が変わります。

にもかかわらず食べる量が同じであれば、どうしても太ってしまうことになります。

でも、ちょっと待ってください。太っているのは悪いことなのでしょうか?

太り過ぎはもちろんまずいですが、わずかな体重増加であれば心配はいりません。

むしろ**多少体重があるほうが長生きする**というデータもあるほどです。


医師である私が「多少体重が増えても構いません」とお話しすると不思議がる患者さんもいらっしゃるのですが、私がそう言うのは理由があります。それは、体重が増えたことを気にしすぎてイライラしている人を見かけるからです。

体重を気にしてストレスになるなんてもったいない。そんなに自分を追い詰めないでほしいのです。それに、事実としてちょっとくらい太っているほうが体にとっては良い面もあります。

たとえば、**痩せすぎは免疫力を下げます**。高齢になると、少し太っているくらいのほうが肌にハリが出ますし、少々ふくよかな人のほうが、顔色が良い傾向があります。

また、脂肪があるほうがエネルギーに満ちていています。

逆に**ダイエットをすると骨密度を下げる原因になる**こともあるのです。

20~30代の頃のダイエットは、かなり無理をしても、成功することができます。けれども年齢が上になってから同じようなダイエットをすると、一度は体重が減っても、むしろリバウンドして健康を害してしまいます。


まず、今の体形や、これまでのダイエット遍歴を受け入れて「ダイエットなんて、そんな簡単に結果は出ない。今までだってそうだった」と思えると、気持ちが楽になります。すると意外にも、「運動やダイエットへの気負いをなくしたら、すんなり痩せられた」という人がいるのです。

「痩せよう」としなくなったら「痩せる」というのは不思議に思えるかもしれませんが、自分を追い詰めずに受け入れて、無理せず「できることをする」姿勢が大切です。

「ダイエットをすることがダメ」なのではなく、「ダイエットしなくては」と自分を追い込むことが良くないのです。自分を追い詰めると、朝はバナナだけ、リンゴだけ食べるとか、大金を使ってお腹に巻く機械を買うといった極端な方向に向かってしまいます。

このようなダイエット法は統計的に「むしろ将来、太る」ということが分かっています。まずは体重を気にしすぎず、そのうえで、「少しだけできることをする」ほうが、結局はバランスの良い体を保《たも》てるのです。

ウインドウショッピングをするのが面倒に。買い物に行くのも煩わしい

患者さんでも「最近、買い物が億劫《おっくう》で」という人がいます。意欲がなくなったのではと不安に思い、「うつとか精神的な病《やまい》かな？」と心配して受診してみても問題ないという結果。つまり、気にする必要のない変化なのです。

あえて理由をあげるなら、体力的に買い物に行くのが疲れるというのが一点。それ

ともう一点は、昔ほど買い物にときめかなくなってきたのです。

ちょっと否定的に聞こえるかもしれませんが、実は、大人として、良い年齢の重ね方をしてきた証《あかし》です。

ウインドウショッピングというのは、目的もなくブラブラして、「これ素敵」「欲しいなぁ」「いつか買いたい」と自分と対話をしながら目の保養をする時間です。でも、もうその必要がなくなったというわけです。

「良いものと悪いもの」「自分に似合うものと似合わないもの」が理解できている。だから、どこへ行けば自分の欲しいものがあるのかを知っているし、いくらお店を見て回っても、自分の気に入るものはそうそう見つからないことも知っている。経験則でウインドウショッピングが無駄だと思えるようになったのです。

普段の食材などの買い物も、「必要なものだけ買うようになった」「ネットや宅配サービスを利用しているのでスーパーには行かない」という人もいるでしょう。

これも同じ心理で、「好みが固定している」から、スーパーで迷うほうが時間の無駄だし、余計な買い物を防ぐにも効果的だと知っているのです。

買い物が面倒になったからといって、決して、好奇心がなくなったわけではありません。こういう人に話を聞くと、旅行や自分の趣味には思い切りお金をかけている、と話してくれることがあります。**買い物よりも、自分にとって有意義なお金の使い方を知っているのです。**

若い頃は、ホテルや旅館の宿泊費にお金をかけるのを「もったいない」と思っていた。でも、今は、一万円余計に払って、気持ちのいい部屋やバスルームでくつろぐ幸福感を味わうほうを選べるようになった。モノより経験を重視する。これが大人の楽しみの醍醐味《だいごみ》だと気づいたのです。

まったくウケていないのに……オヤジギャグをやめられない人

中年のおじさんは、「トイレに行っといれ」「内容がないよう〜」「猫が寝ころんだ」「そんなバナナ」などなど、寒いギャグを言いがちです。なかには女性でオヤジギャグを連発する人もいます。

ちょっとした言葉遊びのような言葉が頭に浮かぶのは、神経の伝達をする「シナプス」に関係していると言われています。

脳のなかには言葉をストックしている場所があって、ある言葉を取り出そうとすると、脳のなかでは電気信号が走ります。この時、信号を受信するアンテナである「シナプス」が活性化して、関連づいたほかの言葉も一緒に引き出す作業を行なうのです。

疲れていない時は言葉の意味を考えるので適切な言葉をチョイスできますが、疲れていると言葉の音を捉えて、状況とは関係ない言葉を選択しやすくなります。ですからオヤジギャグは日中より夜のほうが出やすくなります。

トイレと聞いた瞬間に「トイレに行っといれ」が浮かんでしまったのだから、仕方がありません。きっと、過去にその言葉でウケた経験もあるのでしょう。もちろん、頭に浮かんだだけで、口に出さなければ、周囲に嫌がられることはありません。

ところが、**ある年齢を超えると、実際に口に出す、つまりアウトプットせずにはいられなくなります**。シナプスが活性化して、電気信号がたまっていますから、受信した信号を発信しないと、次の思考に移ることができないのです。

どこのラーメン屋が好きか、という話をしている時に、突然「明日、暇？」などと違う話題を振られると、一瞬、頭のなかが混乱して返事に窮します。そこで、まずは最初の質問に「○○駅前のラーメン屋が一番好きだな」と答えてしまえば、次の質問に対して「明日は、予定が入っている」と、答えることが楽になります。

つまり、頭に浮かんでしまったオヤジギャグを、とりあえず言ってしまうのは自然な生理現象です。若い頃は、その信号をストップさせる能力が高かったので、口に出さずにすんでいましたが、年齢的にちょっと難しくなってきた。でも**アウトプットさえしてしまえば、本人は楽になる**のです。

同じような理屈から、お酒を飲んでいる時は理性が効きにくくなるため、ストップがかからず、オヤジギャグが増えるというわけです。夜、お酒を飲んでいる席で、とくにオヤジギャグが増えるのはこのためです。

でも、そう目くじらを立てずに、言うほうも言われるほうも、「仕方ない」と、ゆるい気持ちで笑顔で流してほしいなと思います。なぜならば「つまらない」と詰め寄るよりも愛想笑いをするほうが健康に良いからです。

笑いというのが健康に良いというのはよく言われていますが、愛想笑いでも一定の効果があるとされています。イライラせず笑って流してあげることは自分のためにもなるのです。

第２章

なんだっけ？　誰だっけ？
私どうなっちゃうんだろう??

この映画のタイトルなんだっけ？俳優の名前も思い出せない

あれこれ、思い出せないことが増えてくると、みなさん「記憶力が悪くなった」と落ち込むのですが、そうではありません。

記憶していることが多すぎて、うまく引き出せないだけです。

私たちの記憶は、ある程度の期間は脳のなかの取り出しやすい場所に置いてありますが、少し時間が経つと重要度を見極めて、「それほど重要ではないもの」は、記憶の奥のほうへと自動的に振り分けを行ないます。机の奥底にしまい込んだ書類のように見つけにくくなっているのです。

普段の生活で必要としていない固有名詞などは、ウン十年分蓄積された記憶に埋もれているはずですから、探し出すのはかなり大変なこと。ふいに思い出せなくても不思議ではありません。

もし、どうしても覚えておかなければいけないことであれば、関連付けて覚えておくと記憶が引き出しやすくなります。たとえば、この俳優さんは、AとBの映画に出ていた。共演していたのはCさんで、舞台は△△県だったというように。でも、映画評論家のような仕事をしているわけでなければ、そんな記憶、忘れてしまってもまったく構わないはずです。ネットで検索すればいいだけ。

ただし、生活のなかで問題になるのは、忘れたことでトラブルになるようなケースです。パートナーの誕生日や記念日を忘れて、奥さんに怒られる旦那さんの話は昔からなくなりません。

なぜ、旦那さんは忘れてしまうのでしょうか。

これは脳の機能的な問題が絡んでくると考えられています。感情を伴う記憶は脳の扁桃体という部分が担《にな》っていますが、研究によってそれらの記憶は男性より女性のほうが勝っていることが分かっています。

つまり、**ドキドキしたりワクワクするような記念日に関しては、残念ながら男性は覚えるのが得意ではない**のです。女性にはそこをちょっと理解してもらえるとありがたいと、私も男性の一人としてお願いしたいところです。

とはいえ、奥さんの機嫌が悪くなるのは男性にとってつらいもの。大切な日だけど、「忘れるに違いない」事柄については、手帳やカレンダーを活用して思い出す工夫をしましょう。スマホのカレンダーであれば、誕生日や記念日は、一度入力すれば、毎年表示されます。

それから、認知症になった人が「昔のことはよく覚えている」と言いますが、記憶のメカニズム上、確かに過去に経験したことのほうが記憶に残っているというのは事実です。

楽しかった旅行、美しい風景など、印象に強く残った事柄は、いつのことだったかは忘れてしまっても、**その状況を思い描くことができるのは、長いあいだ何度も思い出して、記憶をアップデートしているから**です。ですから、時に、事実より思い出は美化されてしまうことがあるのです。

こうした思い出のアップデートは、実は、認知症予防に役立ちます。

心理療法の一つで「回想法」と呼ばれるのですが、昔の写真を見ながら、過去にあ

◉認知症に役立つ回想法

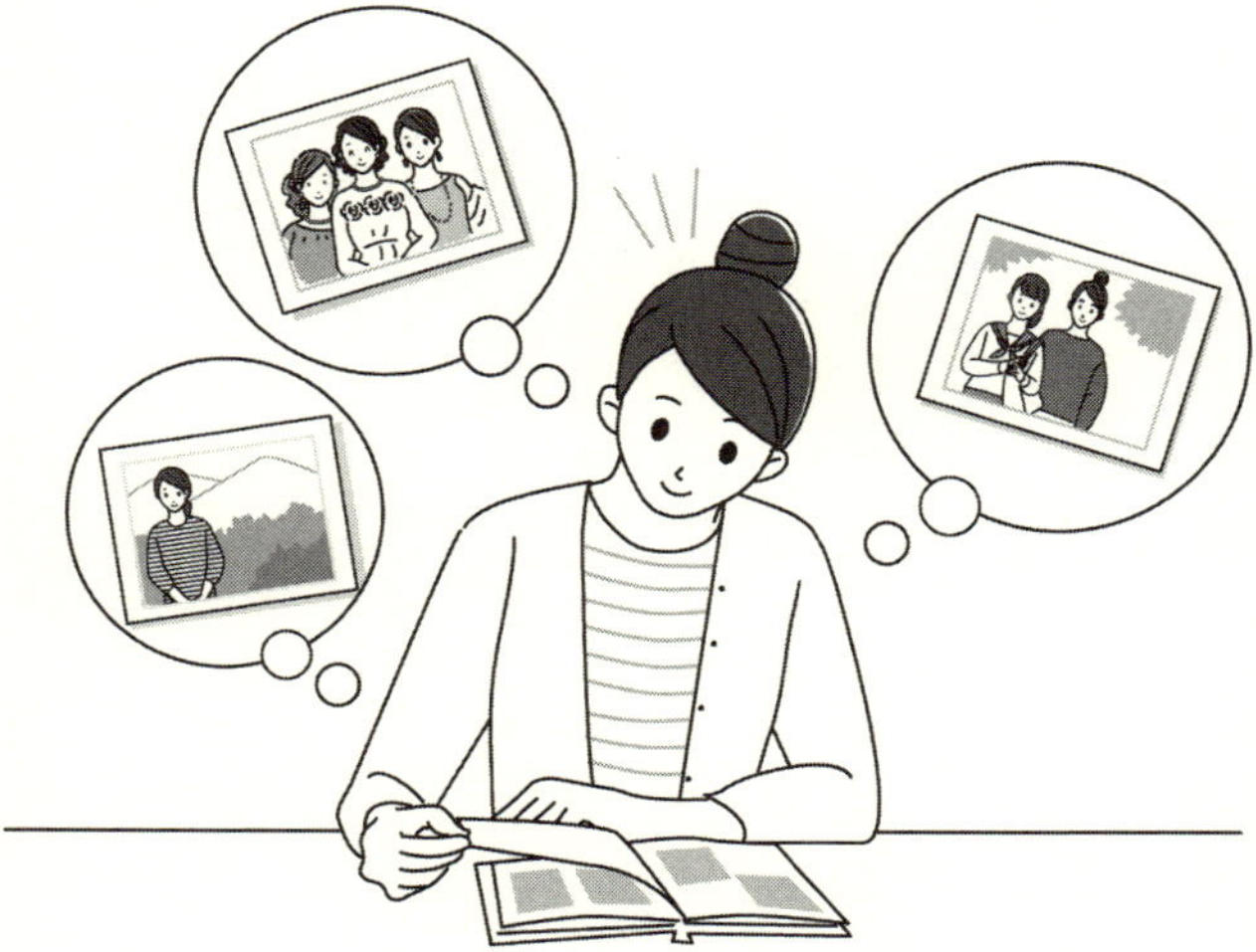

★プリントアウトしてアルバムを作る。

★場所や簡単なコメントを残す。

★自分が写り込んだ写真もあるといい。

ったことを思い出すと、認知機能の保持につながるのです。

そのためにも、ぜひこれからアルバムを作ってください。最近は、スマホやパソコンに写真を保存しているだけで、プリントアウトしない人が多いと思いますが、写真をプリントしてノートやアルバムに貼り、そこへ簡単なコメントを残してほしいのです。

行った場所や、そこで何をしたのか、ケンカをしたとか、途中で起きたハプニングや一緒に行った人の反応などを文章で残しておくようにします。

時々、アルバムを見返すと、関連付けていろいろなことを思い出すために、認知機能が活性化されて、認知症予防になるのです。

それに加えて、「あんなこともあった。こんなこともあった。でも、それなりに頑張って今の自分がある」と**自分をほめてあげるきっかけにもなります。**

また、万が一、認知症を患《わずら》った時に、家族がそのアルバムを見ることで、認知症になった人の人生を知ることができます。自分しか知らない記憶は、意外にたくさんあるものです。パートナーが子どもの頃住んでいた場所や家なんて、多くの人は知らないでしょう。でも、それが写真で残っていたら「ここは、どんな場所だったの？」

と話をするきっかけになります。

認知症になって徘徊《はいかい》が始まった人が、家にいるのに「家に帰る」と外へ出ていってしまうことがあります。よくよく話を聞いてみると「この家ではない家に帰る」というのです。写真を見せてみると、昔住んでいた場所や職場に行こうとしていたことが分かりました。いま住んでいる家の記憶が抜けても、昔の記憶は残っているのです。

最近は、断捨離が流行していますが、写真は捨てずに、アルバムにしましょう。

それから、写真に関しては、自分の写真をちゃんと撮っておきましょう。大人になると、「子どもやペットの写真ばかり」撮る人が増えてきます。それも良いのですが、**時には自分も一緒にフレームに収まってください**。

あなたの子どもが写真を見る時に、誰を見るでしょうか？　私たちがそうであるように、子どもたちも「自分は見たくない」のです。それよりも自分の周りにいる人の過去を知りたいわけです。「お母さんこんな服着ていたな」「オヤジ、この帽子お気に入りだったね」とか、そういう会話が楽しいのです。さらにはあなたが認知症になった時、命を終えたあと、家族にとって大切なものになるのです。

冷凍庫から失くした鍵が！物をすぐに失くしてしまう

失くした鍵が冷凍庫から出てくるということは、帰宅時に家の鍵を持ったまま、冷凍庫に買ってきたアイスクリームを入れた。その時なにかの拍子に、鍵も冷凍庫に置いてしまった。そんなところではないかと思います。

私も仕事のことはしっかり覚えているのに、家のものになると記憶が曖昧《あいまい》で鍵がどこかに行ってしまい大慌てすることがあります。そういう時はたいてい、**二つ以上のことを同時にやろうとするから失敗しているのです。**

鍵はいつもどこに置くか、おそらくみなさん決めてあると思います。帰宅したら、火事や地震でもない限り、まず鍵をいつもの場所に置く。これは徹底しましょう。財布や通帳、印鑑など、大切なものも同様です。銀行から帰ってきたらバッグから通帳と印鑑を取り出して、いつもの引き出しにしまう。失敗したら自分が困ることだけはパターン化させましょう。

今日は効率的に家事をするために、帰宅したら真っ先に洗濯機を回そう。それから鍵を置こう。そういうことを繰り返すといつか物を失くします。

泥棒対策のために、大切なものを置く場所をローテーションさせるなんていうのも必要ありません。探しづらいところに置けば、自分も分からなくなってしまいます。

脳の処理能力を、より節約するのであれば、**物を置く場所の色分けをする**のはおすすめです。鍵を置く場所には赤い布、財布を置くところには青い布、通帳を入れる袋は黄色など、**瞬時に視覚認識できると、自動的に手が伸びて、置いたり片づけたりできます**。

引っ越しや部屋の模様替えをしても、大切なものを置く場所と色は変えない習慣があれば、**仮に認知機能が衰えてきても大切なものを失くしづらいはず**です。

日常生活のなかでは、できるだけ同時に二つ以上のことはしない。それがミスを防ぐコツです。ながら掃除とか、ながら料理、なんていう言葉がありますが、一つずつ物事をこなしたほうが、スピーディで正確にできるものです。洗濯物を畳む時に鼻歌を歌うのは構いませんが、タンスにしまう時に歌っていると、間違った場所に入れてしまうようなこともあるかもしれません。

とはいえ、**脳の処理能力はある程度の訓練によって、維持することができます**から、失敗しても害のないところで練習をするのは良いことです。

デュアルタスクという方法で、脳に二つの処理を同時にさせるのです。認知症予防のトレーニングとしてよく紹介されるもののなかには、歩きながら100から7を引き算していく、足踏みしながら指示に従って手を上げたり下げたりするといったものがありますが、そこまでしなくても、友達とウォーキングしながらおしゃべりする、カラオケで歌いながらダンスするなど、楽しんでできるものでも十分効果があります。

なんのためにここへ来たんだっけ？ 自分の行動がわからなくなる

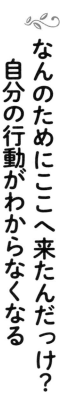

「何かをしようと思って」2階まで上がってきたはずなのに、「あれ？　何しに来たんだっけ？」と分からなくなる。若い頃もあったけど、最近、こういうことが増えたと感じると、ちょっと自信がなくなったり、もしかしたらと認知症を疑いたくなります。

確かに、認知機能がうまく働かずに、何をしに来たか分からなくなっているのですが、48ページ「冷凍庫から失くした鍵が！　物をすぐに失くしてしまう」の項と同じで、**その場所に来るまでの間に別のことを考えていた。つまり、二つのことを同時にしようとしていたから**です。

ハンカチを取りに行く時に「ハンカチ、ハンカチ、ハンカチ………」と呪文のように唱《とな》えていたら、絶対に忘れません。しかし移動しながら、意識せずに別のことを考えていると、目的地にたどり着いた時には忘れてしまっているのです。

元の場所に戻ると、ハンカチを入れるためのバッグや、セットで入れるつもりだったポケットティッシュを見て「あぁ、ハンカチだった」と思い出したりします。関連付けで思い出せるなら、認知症ではありませんから心配は不要です。

でも、できれば一度にいくつものことを考えず、ハンカチを取りに行く時は「どのハンカチにしようか」とハンカチのことを考えましょう。**脳に収まっている記憶の容量は、年齢が高くなるにつれ、バケツから水があふれそうなほど多くなっています。**

今から、その許容量を増やそうとしてもなかなか難しい。ですから、今の許容量で不便なく過ごせるように工夫してほしいのです。

75歳から106歳までの600人以上の修道女の方たちの承諾を得て行なわれた研究によれば、亡くなられたあとの脳の解剖によって、多くの人から認知症の様相がみられたそうですが、生前の彼女たちは、認知症とは思えない振る舞いだったそうです。

聖書を読み、穏やかに献身的に、そして規則正しい生活をしていれば、多少、認知機能が衰えたからといって、日常生活に困ることはほとんどないということを、彼女たちが証明してくれています。

ですから、認知症になることを恐れるよりも、認知機能が低下しても、幸せに生活できるように、脳を無駄使いしないでください。

そして、忘れたことにこだわらない。生活に困らないことは、忘れても良いのです。

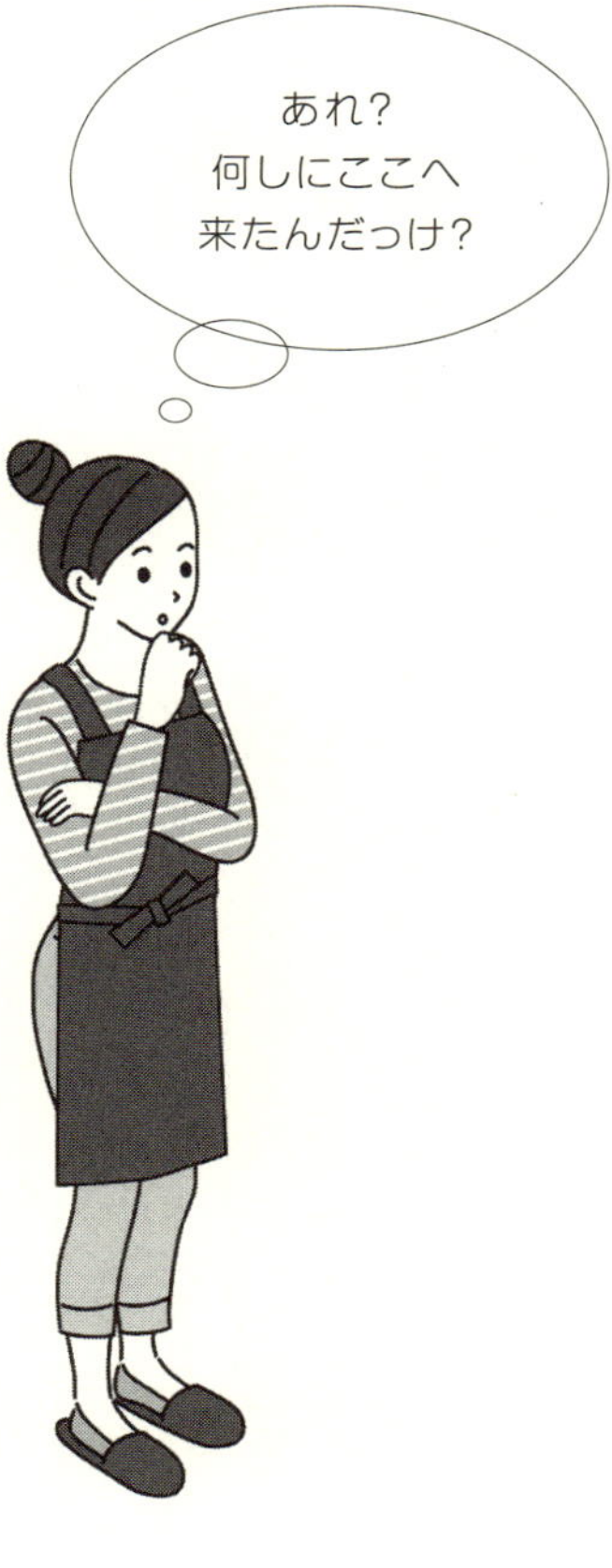

爪に線が入るようになったし、割れやすくなった気がする

体のほかの部分に比べて、爪は自分で見る機会が多いもの。ですから、爪に線が入ったり、少し割れていたりすると、気になってしまいます。年齢のせいと思いがちですが、そうでもありません。どちらかというと栄養の問題や薬の影響があります。ですからよくダイエットをしている人の場合は20代、30代でもよく爪が割れたりします。また病気の治療で強い薬を飲んでいるケースは別ですが、多くは皮膚がカサカサするのと同じ理由です。

爪に線が入ったり割れやすくなったのは気になるけれど、「生活に支障は感じていない」という人、ちょっと待ってください。物を落としやすくなったとか、つかみにくくなっていませんか？　その原因は爪にあるかもしれません。爪は一見意味のない

ものの ようですが爪の状態が悪い、または爪がないと物をつかみにくくなります。はっきりとつかめないわけではないけれど、鉛筆で書くのが疲れやすい、箸をついつい落としてしまうなどの原因になるのです。

もしそういう気になる症状があるのならば、マニキュアやジェルネイルで爪を保護するのは効果的です。つまり、マニキュアやジェルネイルというのはおしゃれだけではなくて生活のためにも効果的なのです。

手の爪は物を持つために、**足の爪は体を支えるため**に重要な役割をしています。ですから、爪が弱くなっていると、物を持ちにくくなり、立ったり歩いたりするのにも支障が出てしまうのです。

爪が弱くなると、力を入れた時に指に痛みを感じる人もいます。そのせいで、物を持つことが億劫になったり、今までやってきた趣味をあきらめてしまったりする高齢の人も少なくありません。

でも、自分の爪は弱くなっていないけれど、そういえば物をよく落とすようになったというなら、次の項目に答えがあるかもしれません。

指紋が薄くなってきたのと、物をすぐ落としてしまう関係

「私の爪はしっかりしているのに、なぜか物を落としてしまうことが増えた」といって年齢を心配する人もいます。

たいていの人は、「筋肉が衰えてきたせいかな」と思うようですが、そうではありません。**「物を落とさない」ために本当に必要なのは触覚です。**

物を持つ時には、当然ですが筋力を使います。筋力がなければ物を持つことはできません。しかし、「物を落とす」というのは、筋力ではなく、「持っている感覚が薄い」のが原因になっていることが往々にしてあるのです。

バーベルなどものすごく重い物を落とすのは普通です。けれども重くもないプリントや新聞などを無意識にバサッと落としてしまう場合には、触覚の弱さが関係しています。

皮膚が物体と接すると、その感覚は脳に電気信号で伝わります。持っているという感覚は**皮膚に潤《うるお》いがあって、ピーンと張っているほど敏感になります**。

逆にいうと、皮膚が乾燥していたり、カサカサしていると、皮膚が感じる感覚が弱まり、物に触れている感覚が脳へ届きにくくなってしまうのです。また、指先が乾燥すると、指紋が薄れてきますから、さらに物をつかむ能力が落ちてしまいます。

指先の皮膚ケアをきちんとしているでしょうか？

クリームを塗るぐらいはやっているかもしれません。けれども、食器を洗う時に手袋をして洗剤から手を守る、寒くて乾燥しているところに出る時は手袋をするなど、「手を守る」ことが、少し足りないのかもしれません。ちょっと面倒に感じるかもしれませんが、やっぱり自分の体は自分で守るのが一番効果的なのだと思います。

皮膚感覚が弱くなると、痛みを感じにくいこともあります。

「いつできたか分からない青あざがある」「蚊に刺されても、あまりかゆくない」なんていうのも、痛みやかゆみに鈍感になっているからです。痛みを感じにくいというのはラッキーですよね。

ただ、気をつけてほしいのは、体の末端になるほど感覚が鈍くなっているので、足先に湯たんぽを当てていて低温やけどしたり、指先から血が出ているのに気づかず化《か》膿《のう》させてしまうこと。とくに糖尿病を患っている人は注意してください。

それから、ココアを飲むのもおすすめです。**ココアには皮膚の再生に必要な「亜鉛」と、認知能力に影響する「テオブロミン」が含まれています。**

集中力や記憶力をアップさせるというデータもあり、認知症予防の飲み物としても注目されています。

ストックがあるのに同じものを買ってくるのって……

少し前のことですが、認知症を扱ったドラマで、同じ商品を大量に何度も買ってくてしまうシーンが放映されました。その影響もあって、必要以上に同じものを買ってしまうと「軽度認知症かもしれない」と不安になる人がいるようです。

もちろん、何度も何度も買ってきてしまい、失敗をした事実すら忘れてしまうのであれば問題ですが、「ストックがなかったのはマヨネーズだったよなぁ」と買って帰ると、なかったのはソースだったとか、先週買い足したばかりだったと思い出した、みたいなことは気にする必要はありません。

どうしてそういうことが起きてしまうかといえば、最大の理由は**「記憶で買い物をしている」から**です。冷蔵庫の中や食品庫を見た映像記憶を、店内で呼び起こそうとするから失敗を招くのです。

冷蔵庫も食品庫も、しょっちゅう目にする場所。その時思い出した映像が最新とは限りません。それなのに、映像記憶をもとに買い物をすれば、同じもののストックが増えてしまっても仕方ないでしょう。

解決策は買い物リストをつくること。冷蔵庫にメモを貼っておいて、買い足すものはそこに書いておく。スマートフォンのメモに入力しておくのも良いでしょう。最近は、音声認証の能力が向上していますから、「メモに醤油を買うって入れておいて」とスマートフォンに呼びかけるだけでＯＫ。リスト化せずにふわっとした気持ちで買い物に行ってしまうと、ほぼ間違いなく無駄使いします。

眼科医の私が実際に患者さん自身から聞いていることですが、視力を失っている人は、無駄使いしません！　スーパーに行って、お菓子の棚を見てチョコレートを買ってしまったり、特売しているからとアイスクリームをたくさん買ったりなんてことはしません。目的のものだけを買いますから、目の見えている人より、よっぽど買い物の時間は短くてすんでいます。

スーパーに限りませんが、お店のレイアウトは「無駄使いしてもらうように」考えられていることに留意しましょう。

それから、もう一つ重要なこと。**メモを使わない人は、脳の処理能力を無駄に使っているという事実。**

脳の処理能力には個人差はあるものの、誰でも使える能力には限度があります。

「脳は使うほど良い」と信じているかもしれませんが、とんでもない。

訓練は良いのですが、重要ではないことに脳の処理能力を使ってしまうと、**ほかの大切なことが処理できなくなる可能性がある**のです。

天才とうたわれ、偉大な功績を残した人が、毎日同じ服を着ていたというのは有名な話です。アップルの創業者、亡きスティーブ・ジョブズ、フェイスブックのCEOマーク・ザッカーバーグ、アメリカのオバマ前大統領、古くはアインシュタインも、同じ服を何着か持ち、着まわしていました。

多くの決断を迫られる立場にある彼らは、「意思決定の力」は重要な局面だけに使いたいと考えます。「どの服を着ようか」「何を食べようか」「髪型はどうしよう」ということで「迷う」ために、脳を使うなんてもったいないわけです。

天才の彼らでさえそうなのですから、凡人の私たちはもっと脳の能力の使い道を有効活用しなければ、うまくいくわけがありません。

毎日同じ服はさすがに無理でも、同じ形のシャツを色違いで着まわすとか、1週間分のコーディネートを決めておく。夕飯のメニューは家で冷蔵庫をチェックした段階で決めて、スーパーでは迷わない。そんな工夫をするだけで、脳の能力をほかのことに活かせるようになります。

「覚えられない」「記憶力がヤバい」と悩む前に、**日常的に余計なことに脳を使っていないか**思い返して、それをぜひ減らしてみてください。

簡単な暗算ができなくなった。気づくと指を使って計算している！

簡単な計算ができなくて指を折って数えてしまったとしても、心配しないでください。これは脳が衰えたというよりは「使っていないからできない」だけです。年を取る前、30代の頃もあまり計算はできなかったはずです。

機能の衰えというより、訓練していないからです。

学校で算数や数学の授業があった時には、毎日数字と触れ合い、頭のなかで計算をしていました。その時と比べて、今はどうですか？　ちょっとした計算にもスマホの計算機機能を使っていたりして、脳を使って計算をしていませんよね。であれば、暗算ができなくなっていても、何も問題はありません。

地理や歴史だって同じです。学生の頃と同じようにできたらかえって驚きます。少し前に過去に東大生だった方が、40歳を過ぎて東大受験に再チャレンジしていましたが、残念な結果でした。しばらく学問から離れていた大人が1年くらい勉強しても、学生時代の学力に戻るのは難しいことを示してくれました。

彼のように頭脳明晰《めいせき》の人でもそうなのですから、一般の人が暗算できないことぐらい当たり前。暗算以外の方法で正解が導きだせているなら、なんの支障もありません。


漢字が書けなくなった……という人もいますが、そもそも書いていませんよね？　スマホやパソコンで事足りているのですから。

何事も継続が力となります。継続していないなら、できなくて当たり前ということが分かっていただけたでしょうか。

説明書を読む時、無意識のうちに声に出して読んでいた

電化製品の初期設置の時に、「まず、この線を、ここのジャックに入れて……」とか、処方薬を飲む時に「この薬は……朝は1錠で、夜はこっちを2錠……」なんていうふうに、説明を声に出して読むパターンですね。**知らず知らずのうちに音読してしまうのは、その内容がつまらないからです。**

本や漫画は、意識しなければ声には出さないと思います。文章に感情が入っているので、黙読しながら頭のなかで物語をイメージして、ドキドキしたり共感して悲しくなったりしますよね。そういうタイプの文章は、声に出さなくても気持ちが入るのですが、説明書には「嬉しい」も「悲しい」もありません。

とくに、年齢が上がってくると、感情のないものは捉えにくくなる傾向がありますから、単語がつらつらと並んだ説明文を、黙読で理解するのはつらくなってきて当然

なのです。音読することで、ちょっと感情を乗せているわけです。

おそらく、ただ読むだけでなく「この線と、この線を、つなぐ。エイッ！」「こっちの薬は……夜は飲まないのか。間違えないようにしなくちゃ」といったノリで、気持ちを言葉にしたり、擬音《ぎおん》語を入れたり、音に強弱をつけたりしているのではないでしょうか。そうすることで、理解しやすいし、記憶にも残りやすい。知らず知らずのうちに、素晴らしいアイデアを実践していたわけです。ぜひ、そのまま続けてください。

もし、**家族に「独り言が多い！」と指摘されたら、「間違えないための工夫」だと言えばいいのです。**

説明書の文章も、もっと平易な言葉を使い、感情に訴えかけてくれれば分かりやすいのに……と、高齢の患者さんと接するとよく感じます。だからこそ、診療中の説明は、平易な言葉を使って、「口語」表現を使うようにしています。

「目薬は、朝1滴、夜2滴、点眼してください」と言うよりも、「目薬は朝と夜、さしてくださいね。朝はポトンと1滴、夜はポトンポトンと2滴でお願いします」と擬音を交えると、印象に残って「先生、朝はポトン、夜はポトンポトンとやってます」なんて話してくれる方もいらっしゃいます。

もし、ご家族にお年寄りがいらっしゃる場合は、文章を読んであげる時には話し言葉に変換して、なおかつ言葉に強弱をつけてあげると、理解してもらいやすいと思います。

登場人物の区別がつかない。イケメン俳優がみんな同じ顔に見える

ドラマや映画を観ていて、「あれ？　この人って、さっきの人と同じ人？」と、人物の顔の区別がつかないことがあります。

若い頃は、そんなことはなかったのに……と、ちょっと落ち込む瞬間です。

顔の区別がつかなくなる理由の一つとしては判断力以外に、以前より集中して映画

やドラマを観ていない可能性があげられます。

ゆったり時間を取っていなかったり、細切れに何日かに分けていたり。だから気持ちも入りづらくなって「ヤマダさんとタナカさん、どっちが何した人だっけ？」「この顔、さっきも出てきた？」となってしまうのです。

しかも、**感動的なストーリーは長年、これまでもたくさん見聞きしているので、斬新なものでないとそれほど興味が湧かない**こともあって、言葉は悪いですが適当に観ていることも結構あるのです。

だから、区別がつかなくても「まぁ、いいや」と思えばいいし、そこでつまらなくなったら観るのをやめてしまって良いのです。今までにもたくさんの良い作品に出合っていますから、こんなところで気にして頑張る必要はありません。

顔の区別がつかなくなる理由は、もう一つあります。それは、**脳に蓄えられた「特《とく》徴量《ちょうりょう》」のデータが膨大になっている**からです。

3歳くらいの子に「これがリンゴ」と、実物を見せて教えると、絵に描かれていても、写真でも、ちょっと色合いが違っていても「リンゴ」だと分かるようになります。

私たち人間は「リンゴって、丸くて、赤くて、甘酸っぱい香りがして、へたがついていて……」といくつかの特徴を捉えて記憶していて、次にリンゴを見た時には、これまでに見たもののストックから「AかBか」の判断をして物を捉えます。この、脳のなかにストックされた特徴の量のことを「特徴量」と呼び、記憶の重要なファクターとなっています。

こういう作業は、コンピュータが得意としていそうですが、実は逆で、AIが絵や写真から「リンゴ」と判別するのはとても難しいのだそうです。それこそ、1万枚くらいのリンゴの写真や絵を読み込ませなければ、「リンゴ」を判断できるようにはなりません。

AIと人間の大きな違いは、人間は自分が持っている特徴量から、ざっくり「これだろう」と判断できる能力を持っているところです。正確にというより、何となくこれが近いかなという曖昧さを持ち合わせているのが、人間の素晴らしい能力なのです。

とはいえ、長年生きてくると、脳のなかの特徴量はどんどん増えていきます。とくに人の顔のデータは膨大です。

映画を観ている時には、登場人物が出てくると、過去に見たことのある俳優かな、あの映画に出ていた人かな……と、特徴から判断をします。つまり、登場人物のAさんとBさんを比較するのではなく、過去のデータと照らし合わせているのです。だから、登場人物同士の顔の区別が難しくなってしまうのです。

それに、登場人物が悪役顔とイケメン君なら、まったく違うと判別できますが、たいていがイケメンや美人ばかりが登場します。そうなると、特徴が似てきますから、判別しにくくて当然なのです。

第３章

テレビの音がうるさいと家族から苦情が

近くのものが見えづらいけど、まだ老眼鏡はかけたくない

近くのものが見えにくくなると、いよいよかと年齢を感じます。また、朝は比較的見えやすいのだけれど、夕方になると急に見えにくくなって困るという人がいます。一日で年を取るわけでもないのに不思議な現象です。

16ページの「スマホを見続けたあと、目のピントが合わなくなってきた」のところでも解説した通り、目のピントを合わせるためには、物を見るためのレンズである「水晶体」の厚みを変化させる必要があります。水晶体の厚みは、毛様体筋という筋肉によって変化します。具体的には、近くを見る時に、筋肉がギューッと縮むことで水晶体が厚くなります。すると手元にピントが合い、筋肉が緩んで伸びると水晶体は薄くなって、遠くが見えるようになるのです。

◉水晶体の厚みの変化

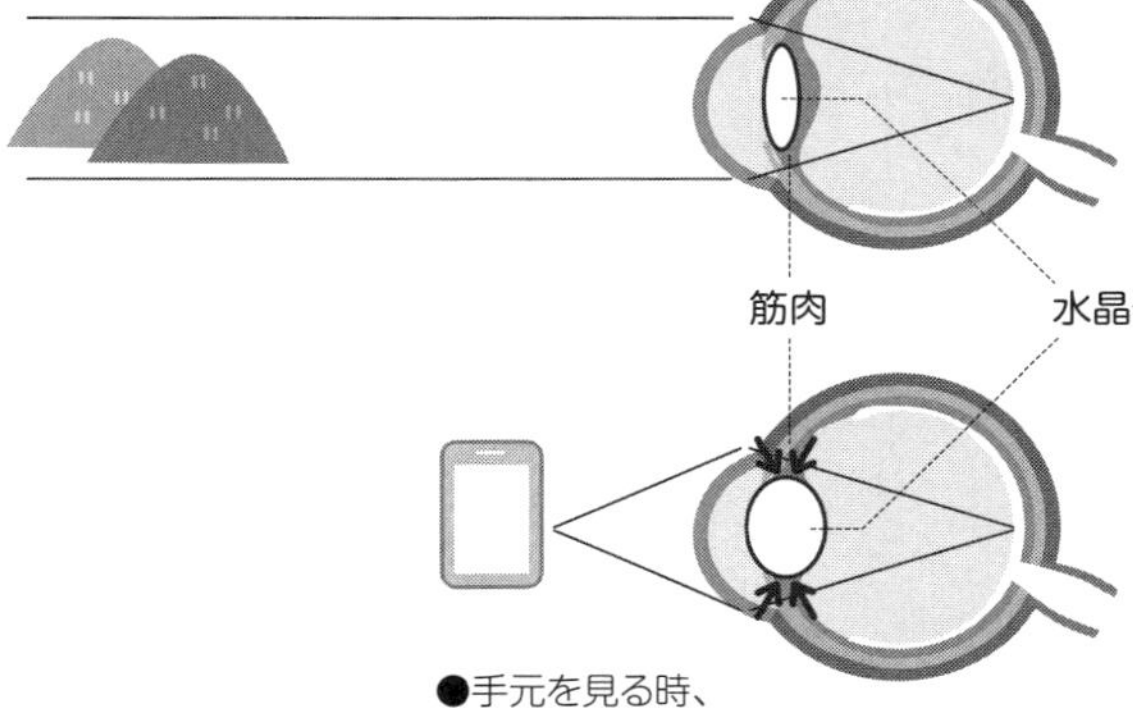
●遠くを見る時は、筋肉は緩んで
水晶体が薄くなる
水晶体
筋肉はギューッと縮んで水晶体が厚くなる

つまり、**筋肉がちょうどよく働いてくれれば、いつでもピントが合う**わけです。

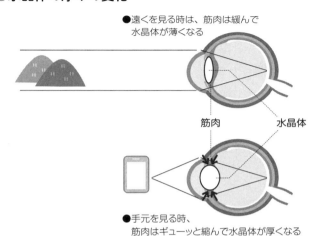

朝は眠っていたことで目の筋肉の緊張が緩んでいるからピントが合いやすく、夜は筋肉が疲労しているのでピントが合わせにくくなる。だから、朝と夜では見え方が違ってくるのです。

もちろん、朝と夕方の違いだけでなく、年齢を重ねると目の筋肉にも影響が及び、近くのものにピントを合わせるのが難しくなってくるのは事実です。しかし、この筋肉は20代から徐々に衰えてきています。

とくに最近は、「スマホ老眼」と言って、かなり若いうちからピント調整が難しくなる人が増えていて、20代でも老眼と呼べる状態の人が多くなっています。

スマートフォンを手元で長時間見ているために、目の筋肉の緊張を無理に続けているからです。

同じ姿勢を続けていると肩こりが起こるように、ピント合わせのための筋肉の緊張が続くと痙攣《けいれん》が起こります。結果としてピントを合わせる機能が落ちてしまい、20〜30代で老眼鏡をかける人が増えているのです。

20〜30代の人に「老眼鏡をかけましょう」というと「私はまだ老眼の年齢ではありません」と言われます。確かに「老」という年齢ではありませんから、当たり前の感情で、要は老眼という名前が悪いわけです。ピントの調整力が低下しているだけで、年齢は一つの要素でしかないのに「老」という字のために勘違いを生んでいるのです。

とはいえ、見えにくいものをそのままにしておくと、仕事はもちろん、読書やスマホの操作など、日常生活に支障をきたします。

でも老眼鏡には抵抗がある、という人もたくさんいらっしゃるでしょう。その気持ちは理解できます。しかし、眼科医だからこそ断言できるのですが、抵抗がある人こそ、早めにメガネをつくってください。遠近両用メガネです。早めにメガネをかけ始めないと、いずれ日常生活のさまざまなシーンで、メガネをかけたり外したりしなければいけなくなるのです。

メガネをおでこの上に乗せておくとか、近くのものを見るたびにメガネをかけ直すというのは、年齢を感じさせる仕草です。あれをしないためには、手元が見づらくなったら、すぐメガネをつくることが有効なのです。

老眼鏡というのは手元を見るためのメガネです。

普段の視力が良い人は、手元を見る時にだけ老眼鏡をかけるかもしれません。しかし、もともと近視のある人はもちろん、もともと目の良かった人も、年齢を重ねて通常の視力が悪くなってくると、遠近両用のメガネを使用する必要が出てきます。

昔の遠近両用メガネは2枚のレンズを重ねた仕様になっていて、遠近両用のメガネをかけていることが誰の目にも明らかでしたが、今の遠近両用は性能が良くなっています。遠近のレンズの境目が分からず、遠くから近くまでばっちり見えるのです。

ただし、ここには落とし穴があります。「手元用のメガネは、まだかけたくない。見えなくなるぎりぎりまで我慢してからつくろう」と頑張ってしまうと、最初にかける遠近両用の度数が強すぎてしまうのです。かけた瞬間はクラクラ、時間が経っても慣れなくて「遠近両用はかけられない！」と拒否することになってしまいます。

すると手元は手元用のメガネ、遠くは遠く用のメガネと、2種類をかけ分けるしかなくなります。

結果として、手元の本を読む時にメガネをかけ替えるようになり、老眼鏡をかけていることが、はたから見てバレバレになってしまうのです。

しかし、早い段階で弱い遠近両用のメガネをかけておけば度数がきつくなっても徐々に慣れることができますから、無理なくかけられます。メガネをしたまま遠くも近くも見えているので、周囲からも手元が見えにくくなっているとは気づかれません。

周囲に気づかれなくても「メガネはどうしても嫌」という場合は、遠近両用のコンタクトレンズもありますが、これも早いうちから使わないと、視力を合わせるのが難しくなり、思うように使えなくなってしまいます。

「老眼になったと思われたくない」人こそ、逆に早めにメガネやコンタクトをしたほうがいいのです。

読書が面倒になって、本を一冊読破できなくなった

読書ができなくなる大きな原因には、集中力の問題と、本の文字を追えなくなったという二つが考えられます。

集中力の面でいうと、「脳疲労」があります。脳に情報を入れるインプットと、そこから引き出すアウトプット。このバランスが取れていると脳はそれほど疲れません。

しかし、英単語や歴史の年表を必死に覚えると脳が疲れたと感じるように、読書をはじめ、インターネット検索やSNSなど、**インプット情報が過多になると、脳もぐったり疲れてくる**のです。

ですから、読書をする時には長時間連続せず、しばらく読んだら、ストレッチや散歩など、情報収集とは離れた活動を少し挟むと、再び読書を始めても集中できます。

無理に「読破しよう」と意気込むと、余計に集中できなくなってしまいますから、「一カ月かけて完読しよう」くらいにのんびり構えることも大切です。

もう一つの原因は、文字や行を飛ばしてしまうパターンです。

この解消は簡単です。**栞《しおり》を読んでいる行の左（横書きの場合は下）に当てるだけ。これだけで目が文字を追うのが断然、楽になります。** 若い人でも、この方法をとると、読書スピードがかなりアップするのです。

それから、読書タイムを切り上げる時には、**中途半端な部分で読むのをやめる**というのも効果的です。章や小見出しで区切ると、一度記憶が途切れて、次に読み始める時に「えっと、何だっけ?」と分からなくなってしまうことがあります。また、段落が途切れていると、次の展開への興味が失われることもあります。

ですから、中途半端なところでやめて栞を挟んでおくと「この先、どうなるかな?」と想像したり、ワクワクするので記憶に残りやすいのです。

ドラマの展開が盛り上がってきたところでCMが入ったり、漫画が気になる場面で「次回へ続く」になるようなイメージを自分でつくるのです。心理学では「ザイガルニック効果」と呼ばれます。

高齢者の多くの人の楽しみは「食事」「テレビ」「読書」の三つに集約されます。読書好きな人は、いつまでも本を読むことが楽しめますから、今から工夫をしておくとよいと思います。テレビはどうしても受動的になりやすいですが、読書は「自分で欲しいものを手に入れる」重要なツールですから。

ドライアイで目が乾くのに、勝手に涙が出てくる

目が乾くのに涙が出る……。おかしくなったのかな？　脳のせい？　判断能力？　と、不安になるかもしれません。

でも、まず安心してください。脳によるものではなく、原因はドライアイという場合が多くみられます。そう説明すると「ドライアイは目が乾くだけで、涙は出ないでしょ」と、思われるかもしれませんが、そうではないのです。現代のドライアイというのは「涙の不足」ではなく、多くの場合、涙の質が悪くなっているのです。

ほとんどの人は、涙は必要な分、つくることができています。つくれているのに、すぐ失ってしまう。だから「目が乾いた状態」が続くようになってしまうのです。

その原因は、涙の成分バランスにあります。涙の成分は、左図のように、外側から油層、液層となっていて、このバランスが取れていれば、「質の良い涙」といえるの

◉涙液《るいえき》のしくみ

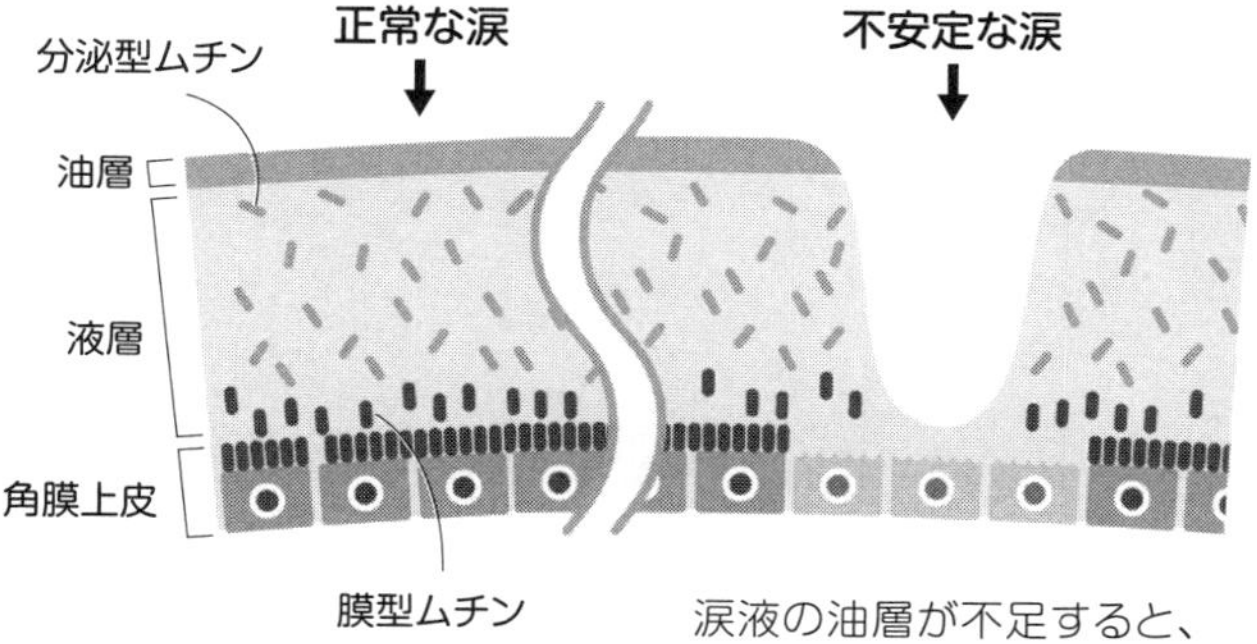

涙液の油層が不足すると、下にある液層が蒸発してドライアイになる。

ですが、一番外側にある油層の部分が不足すると、涙が蒸発しやすくなったり、瞳の表面にくっつかなくなってしまい、せっかくつくった涙が、どんどん失われてしまうのです。

では、どうして油層が不足するかといえば、瞼《まぶた》から分泌された油が固まってしまうからです。

油は、冷えると固まりますよね。つまり、目の周辺が冷えていると、せっかく分泌された油が固まって、涙の成分にならず、涙の成分バランスが悪くなってしまうのです。分かりやすくいうと、目の冷え性みたいなものです。

ここで注意してほしいのが、何もしていないのに、涙があふれ出てくる場合も、ドライアイになっている可能性があるという点です。

悲しくもないのに涙が流れるということは、**涙に油分が少なく、瞳に張り付いていられない状態**です。涙は瞳を守る役割をしているわけですから、その涙が蒸発してしまうと、目はちょっとした刺激でも傷つきやすくなってしまいます。

私たちの体はよくできたもので、ドライアイになると「涙が足りない！　目を守るために涙をもっとつくらなければ！」と、さらに一生懸命涙をつくります。いわゆる防御反応です。

でも、つくられた涙はまたしても油分が足りませんから、結局すぐに流れてしまう。この無限ループが「ドライアイなのに涙があふれる」状態をつくってしまうのです。

「年齢で涙の質が悪くなったのか。いずれにしろ嫌だな」と感じたかもしれませんが、実は涙の質が悪くなるのは「年齢の問題」というよりは、「生活の問題」が深く関与しています。

代表的な原因は、**パソコン・スマホ・エアコン・コンタクトレンズ**。あとは**気密性の高い家**です。

これらはいずれも昔はなかった、近年、生活に密着してきたものです。若い頃は、ドライアイの原因となる要素が少なかったために、もともとはドライアイじゃない状態が普通だったのです。最近になって、欠かせなくなった道具が、ドライアイの人を増やしている。つまり、年齢のせいではないのです。今どきは、20代のオフィスワーカーでも75％の人がドライアイになっているといわれています。


ドライアイの場合「日常生活に不自由がなくて、痛くもかゆくもなく、とくに困っていない」なら、対策をせずそのままでも問題はありません。

しかし、目が乾いてつらい。肩こりや頭痛がするなどの症状がある場合は、対処法を検討しましょう。もちろん病院での処方薬は効果的ですが、原因が生活のなかにあるだけに、日常生活での対処法が重要です。

1. エアコンで部屋を冷やしすぎたり、暖めすぎない。
2. パソコンを使用する時は、意識的にまばたきをしっかりする。
3. 湿度を保つ、コンタクトレンズの着用はなるべく短い時間にする。

これらが基本です。

さらに、質の良い涙をつくり、涙の蒸発を防ぐためには、**目を温める必要があります。**瞼と目の周辺を温めてあげることで、瞼から分泌された油が柔らかくなり、涙の質が改善されます。

具体的にはタオルを濡《ぬ》らしておしぼりくらいの硬さに絞ります。それを電子レンジで40度くらいに温めて目を閉じた瞼の上に乗せておきます。1本のタオルで2分ちょっと温かさが保てるので、タオルを2本用意しておき、冷えてきたら2本目にとりかえて、合計5分くらい温めると目の周辺の血行がよくなります。

午前、午後、就寝前と、一日3回くらい温められると理想的です。とはいってもなかなかここまでやるのは難しい。患者さんでもしっかりできる人は少ないものです。

そこで、どこでもできる方法をご紹介します。**両手のひらをこすり合わせて温め、目の上に当てる。**これなら電車の中やオフィスでもできます。

続けていくと、ドライアイが防げるだけでなく、**目の周りのたるみやシワの予防**など、美容的効果も期待できます。

それから、よく「うるんだ瞳」なんていう言い方をしますが、あれも質の良い涙がポイントです。赤ちゃんの瞳が「汚れを知らない」「純真」に見えるのは、涙がしっかり瞳に張り付いて、目に入ってくる光が反射して光るから。「キラキラ輝く」魅力的な瞳には油分がたっぷりあるものなのです。

視界にゴミのようなものが見えるけど、これって目の病気？

物を見ている時に、黒っぽい虫のようなもの、紐《ひも》のようなもの、雲のようなものが

◉飛蚊症の例

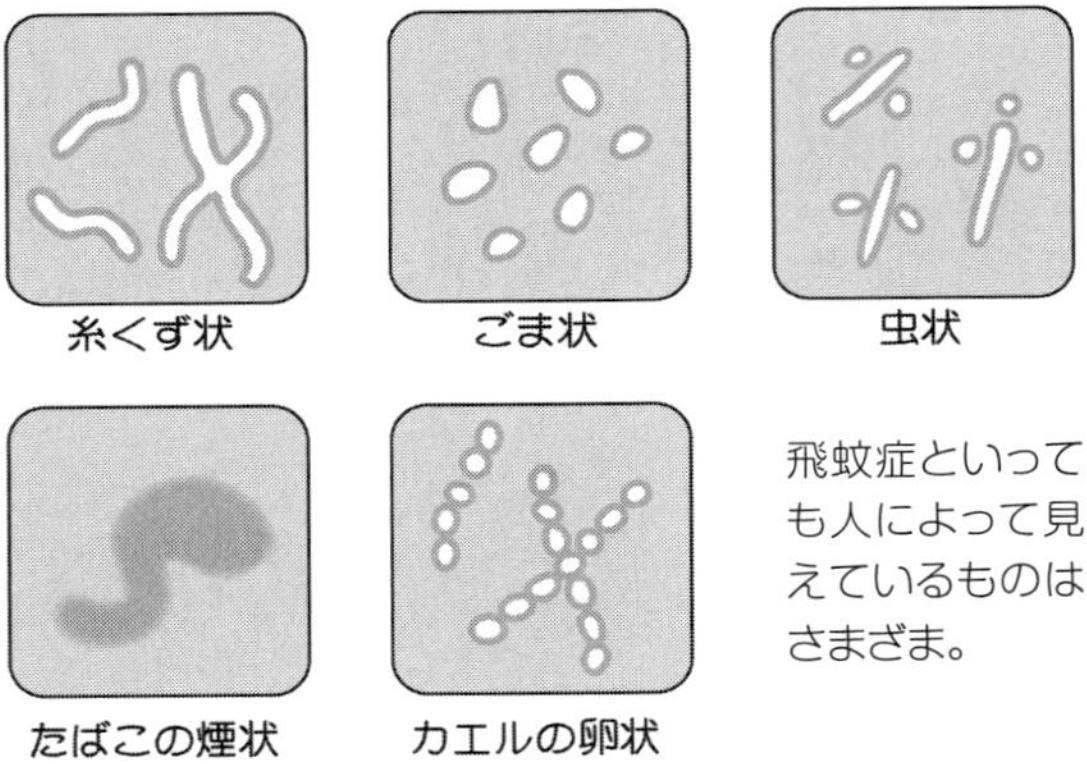

飛蚊症といっても人によって見えているものはさまざま。

視界に見える。目を動かすと、見えているものも同じ方向に揺れるので、まるで蚊が飛んでいるように視界の中を横切るために、こうした症状を飛蚊症《ひぶんしょう》と呼んでいます。「でも私は黒くなくて、透明でカエルの卵みたいだから飛蚊症でないのでは？」と質問される人もいますが、見え方は人それぞれで、いずれも飛蚊症の症状です。

とくに白い壁や、明るい電灯のもとや、空を見上げた時などに気づくことが多いと思います。

年齢によって飛蚊症の症状は少なからず出てくるものではあるのですが、若い人でも見える人は見えます。10代で見える人もいます。とくに近視の人はなりやすい傾向が高いようです。

では、なぜ、余計なものが見えてしまうのでしょうか。

眼球のなかには、硝子体《しょうしたい》という透明のゼリー状のものが詰まっています。成分はほとんどが水分で、そこに少しだけ線維が含まれています。この線維が水分と分離してふわふわと浮遊し、その影が視界に入るのが飛蚊症の正体です。

飛蚊症の人のうち数%ですが、目の奥の出血や穴が開いているなどの病気が予測されるので、一度は眼科でチェックを受けてください。それで、大きな問題がなければ、**基本的には、気にしなくていい**のです。というのも、飛蚊症の症状は、気にするほど気になってしまうものだからです。

よく患者さんにも説明するのですが、金網やネット越しに野球を見ていたり、網戸を通して外の景色を見ている時のことを想像してみてください。金網やネット、網戸が気になってしまうと、見たいものが全然目の中に入ってきません。「邪魔だな」という気持ちが優先して、脳が近くにある邪魔なものにばかり気を取られてしまうからです。でも、一度気にしなくなると、金網やネットを気にせずに普通に野球を見るこ

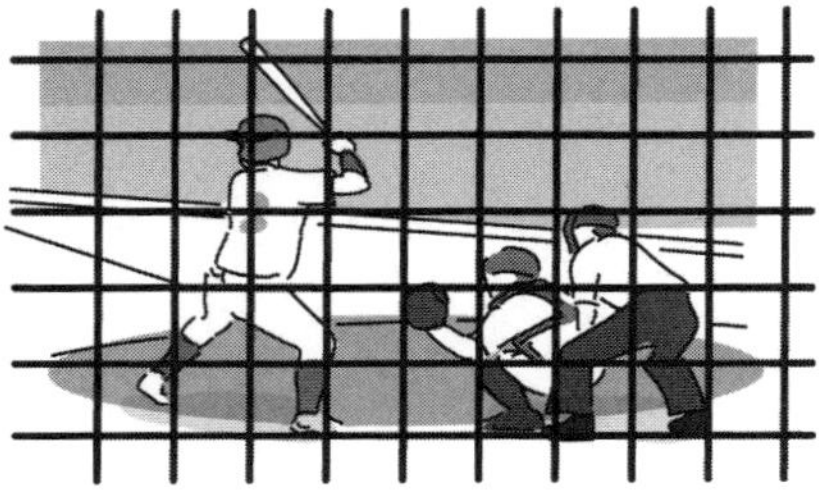

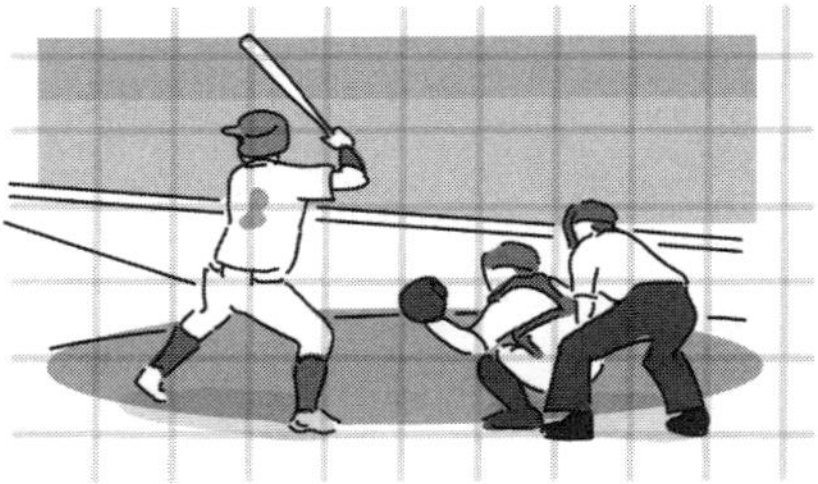

いつの間にか金網が
気にならなくなる。

とができますし、外の景色が目に入ってくるようになります。

ですから、眼科で検査して悪いものではないことが分かったら、放っておくのが一番です。もちろん手術で治すこともできますが、かなり危険度も高く手術するような悪いものではありません。

明るく前向きに生活するためには、**「気にしない力」が大切です**。「適応力」とも言えますが、それよりも、ちょっとした体の変化や不便さを気にしない。そうすると、案外、うまく受け流すことができます。

パソコン画面の明るさはマックス、家の明かりを蛍光灯に変えた

昔より暗く感じる。それはなぜでしょうか？

明るさはどのように感じるかというと、目に入ってきた光が目の奥にどれぐらいしっかり届くかで決まります。そのために、私たちは周囲の光の強さに合わせて、自ら瞳孔の大きさを調整しています。

光の量が多い時には瞳孔を閉じ、暗いところでは開く。そのおかげで、多少まぶしいところでも慣れれば問題なく見えますし、暗いところでも少し時間が経つと見えるようになってくるのです。

瞳孔は茶色っぽい瞳のなかにある、小さな黒い部分のことですが、実はこの瞳孔、年齢とともに基本的に小さくなります。小さくなった分、暗い場所に合わせて瞳孔を広げるのが難しくなってきますから、以前と同じ明るさでも、暗く感じるようになる

のです。

これは悪いことかというと、そうでもありません。瞳孔が小さくなることで得することがあるのです。

カメラで考えてもらうとわかりやすいのですが、スマホで撮った写真は、遠くも近くもきれいに写ります。その代わり平面的な印象ですが、一眼レフのカメラで撮影すると、ある部分は鮮明に、それ以外はぼやけて、奥行きを感じる写真を撮ることができます。

その理由は前後のピントを合わせる「焦点距離」にあります。一眼レフカメラは焦点距離が狭く、ある一定の距離に焦点を合わせる能力に長《た》けています。一方、スマホのような簡単なカメラは、遠くも近くも何となくきれいに写るよう焦点距離が広く取られているのです。

人間の目に置き換えると、瞳孔が広がった状態が一眼レフ、瞳孔が閉じた状態がデジカメやスマホです。つまり、瞳孔が小さくなってくると、一定の距離だけに焦点を合わせるのは難しくても、前後をぼんやり見るのは得意になっていると考えられるのです。

昔、よく使われたテレホンカード。使用すると小さな穴が開きましたが、あの穴から見ると、遠くまでよく見えたのを覚えていませんか。小さい穴から見るのは、瞳孔が閉じた状態と似ています。年齢を重ねた人の目の見え方は、あの穴から見た感じなのです。

その分、見るために光は必要になりますが、ある程度幅を持って見られるようになっているので、その点はラッキーだと考えてください。

ちなみに、アジア人より欧米人の方がよくサングラスをしている印象があります。外国人はサングラスが似合うから、かけているのではありません。瞳の色が日本人に比べて薄いことに関係しています。薄い茶色やグリーン、ブルーなどの瞳の色だと、白い光が眩《まぶ》しく感じるのです。

もちろん光を直接目に入れすぎるのはよくないのですが、そもそも「光が入りにくくなっている」状態ならば明るくして対応するのは必要なことです。

それから、中高年の方から「夜の運転が怖くなった」という声を聞きます。これも黒目が小さくなったことに起因します。それでなくても暗いのに、さらに暗く感じる状態です。

とくに、ヘッドライトが効果を発揮しにくい夕暮れ時は、見えづらいと思います。高齢者運転の是非が問われる昨今ですから、**運転は明るいうちだけ**にしておくとか、心配なら運転は控えましょう。「暗さ」が気になるのであれば、白内障の検査を受けたほうがいいでしょう。

患者さんでも「まだ白内障なんて年齢じゃないから」とおっしゃることがよくあります。けれども白内障は50歳を超えると半分の人がなっています。80歳ぐらいになって白内障になるわけではないのです。

白内障は目の中のレンズ（水晶体）が濁《にご》るもので、誰でも少なからず症状が出ます。**症状を遅らせるには、紫外線を避けるのが一番ですから、サングラスをかけることはおすすめです。**

すでに初期症状がある場合は点眼薬で様子をみることもできますが、生活に支障をきたす、あるいは精神的にも暗くなってしまうなら手術をおすすめします。

私が手術を担当した患者さんたちも、術後は「世界が明るくなった」とおっしゃり、ライフスタイルが活動的になる方が多いです。

夜の車のライトが眩しい！光が苦手になってきたみたい

「パソコンの画面や、部屋を明るくしないと見づらい」と訴える人がいる一方で、光を眩しく感じる人がいます。

本来、光に対する反応は高齢になるほど低くなり、70歳を超えると同じものを見るにしても、若い人の2倍くらい光が必要になると言われています。それなのに、「眩しい」と感じるのは、**ドライアイまたは白内障が関連していると思われます。**

まず、ドライアイが原因の場合を考えてみましょう。

目の表面には涙が膜を張り、目を保護しています。ドライアイになると、この膜が凸凹《でこぼこ》になります。すると、水分が足らずにへこんでいるところと、水分が十分あるところで光が散乱してしまうので眩しく感じます。

眩しい時に、目をギュッとつぶって開けると、眩しさが楽になるのであれば、原因はドライアイにあります。目薬を頻繁に使用したり、目を温めたりして保護するようにしてください。

目をつぶっても眩しさが軽減されない場合には、白内障の影響を考えたほうがよいでしょう。

白内障になると、物がぼやけたり、かすんで見えるようになります。ですから、基本的には光が足りず、暗く感じます。ところが、**夜の車のライトや、日中の強い太陽光線を浴びると、濁った水晶体のせいで、目の中で光が乱反射を起こします。**そのために、「ちらつき」や「眩しさ」を感じるのです。

80歳になればほとんどの人が白内障になります。ですから、気にならなければそのままでかまわないのですが、手術をすれば気持ちよいほど改善できます。進行を遅らせるための投薬治療もありますから、数年に一度は検査をすることをおすすめします。

また、紫外線は白内障の発症に影響します。熱帯地域で暮らす人は、30代、40代でも白内障をよく発症します。日本でも、北の地域の人は少なくて、南の温かい地域の人のほうが白内障の罹患《りかん》率が高くなります。

裸眼の人よりメガネをかけている人のほうが白内障を防ぐことができます。さらに**外出時には、紫外線をカットするメガネをかけると良いでしょう。**

目をこするのも白内障の原因になりやすいので気をつけてください。目は小さな器官ですから、**指先でこするというのは、小さく殴られているほどの刺激**です。そのダメージが蓄積していくと、水晶体に凹凸《おうとつ》ができるのは避けられません。

それから、光と光が交差する場所では「蒸発現象」といって、物が消えて見える現象が起こりやすくなります。自動車を運転中に、対向車とヘッドライトが交差すると歩行者が一瞬消えたように思えることがあるのもこの現象です。

同様に、白内障で光の散乱があると、本来はそこにある物を見失うことがあります。

夜間、車の運転をする人は、白内障の治療を早めにすることをおすすめします。

「声がでかい！」「言い方がきつい」と言われるけど、自覚ありません

「声が大きい」「言い方がきつい」。もちろん、声を荒らげた時にそう言われるのなら分かるのですが、何の気なしに話しているのにそう言われる。これは悲しいことです。いつも通り話しているつもりなのに、「お母さん声が大きい！」「おじいちゃん声が大きいよ」と言われると、どうしていいかわかりません。

しかし、声が大きくなっている原因は耳の聞こえ方が悪くなってきたために、自分の話している声が自分自身でも聞こえづらくなり、発する声が自然と大きくなっているからです。

ですから、声が大きくなっていると指摘されたら、耳の聞こえ方が少し悪くなっていると疑って、一度耳鼻科で検査を受けましょう。

ただし、耳鼻科での検査では病気ではなく、まだ補聴器も必要ないと診断されることがあります。ここが、家族や周囲の人とのトラブルに発展する一番の問題点になります。「医者は大丈夫」と太鼓判を押した。だから本人は「声は大きくなっていないはず」と主張してしまうのですが、周囲には大きな声に聞こえてしまっているわけです。

そこで、試してみてもらいたいのが、一度、**家族と話をしている自分の声を録音して聞いてみることです。**

自分の声って、どんなふうに人に聞こえているかわかりませんよね。私も最初、テレビで自分がしゃべっているのを聞いた時「こんな話し方？」「こんな声？」と思って、一瞬、編集されたんじゃないかと疑ったくらいです。

普通、耳でキャッチした音は「空気伝導」といって、空気の振動を耳のなかで増幅させて聴覚が感知します。

対して、自分の声は骨の震えから聴覚へと伝わる「骨伝導」という方法で聞こえてきます。つまり、自分の声はこの2種類の聞こえ方が混ざっており、録音した声とは違って聞こえているのです。

年齢が高くなって耳の聞こえ方が悪くなってきた時には、「空気伝導」のほうが衰えます。音を増幅させるための毛の生えた細胞があるのですが、その毛が減少して、振動が少なくなり聞こえにくくなります。つまり、**骨伝導で聞いている音がメインに聞こえてくる**わけです。

このために、今までと同じように自分の声を響かせようとすると、声が大きくなってしまうのです。録音で今の自分の声を聞くと、思った以上に聞き取りづらく、そのうえ大きな声だと気づくと思います。**声帯機能の問題で、声のトーンが低くなっているの**もわかるでしょう。

自分の声が「こんなふう」だとわかれば、もう少し小さい声にしよう、優しい言い方をしようと思ってもらえるのではないでしょうか。ぜひ一度、試してみてほしいなと思います。

家族の話が聞き取れない。聞き直していつもケンカ

話が聞き取れないとなると不安になります。けれどもたいていの場合は話す側《がわ》の問題です。一つは、話す声が高いという点です。

年齢が上がってくると、高音を聞き取るのが苦手になってきます。ですから、若い人、とくに女性の高い声は、どうしても聞き取りづらくなってしまいます。

また、話の内容が問題になっていることもあります。

私たちが会話をする時、相手の話を「聞く」と言いますが、単純に音を拾っているだけではありません。相手が話すことや答えることを、**ある程度「予測」して聞き、話を理解している**のです。

たとえば、「今日は外食でハンバーグを食べてきた」という話を子どもがしてきた場合、「ハンバーグ」の「バーグ」の部分が聞き取れなくても、「ハンバーグ」だろう

と予測して理解します。

ずっと一緒に過ごしていれば「この話し方は晩御飯の話だな」なんて想像がつきます。けれども年末年始しか会わない、半年に一度というように会う頻度が低くなると相手がそもそも何を言いたいのか見当がつかないことがあります。すると、ちょっと言葉が聞き取れなかっただけで、内容が伝わらなくなったりするのです。

久しぶりに会うからこそ「お互いが話したいことを話してしまう」ということがあります。一方は「この前行った、旅行の話をしたい」、もう一方は「この前食べた美味しい海鮮丼について話したい」となると、意識はすれ違います。

また、話が聞き取れない場合には、相手の滑舌《かつぜつ》にも問題があるかもしれません。逆に、自分も相手に聞いてもらえなかった時に、**「自分の滑舌や、発音が悪かったのかな」**とちょっと顧《かえり》みるのも大切です。

私の父の話ですが、「白雪姫」を「しらゆきしめ」と言います。江戸っ子ではないのに、「し」と「ひ」が言い分けられないのですが、父にはその自覚がありません。

ある時、何かのドラマの話をしている時に「しめがここを動いて……」と父が言いました。一般的に普通のドラマに「お姫様」はあまり登場しませんから、「姫」と言っているとは思わず、こちらは頭のなかが「?」でいっぱいになりました。

父は構わず「ここに出てくるしめがすごいんだよ」と続けます。こうなると「何を言ってんだよ!」と、言い合いになるか、会話をやめてしまうかのどちらかです。

結局この「しめ」は「ひめ(=姫)」のことでした。ただ、そのドラマでは姫役は登場しておらず、ある大河ドラマでお姫様役をした女優さんのことを父は「姫」と呼んでおり、それが「しめ」と私には聞こえていたのです。

ですから、**聞こえていないと、言えていないは表裏一体**だと思ってください。

さて、聞こえの問題は、「補聴器」でカバーすることができます。最近の補聴器はとても小さく、他人からはつけていることが分からないほどです。

ただ、上手に使うためには少し練習が必要なので、**ものすごく聴力が悪くなる前に使い始めるほうがスムーズ**です。耳鼻科の先生とよく相談してください。

歯が長くなってきた！　突然歯が抜けたし、いよいよヤバい？

ここ十数年で、日本人の歯に対する意識は大きく変わってきました。歯ブラシを持ち歩く人も増えています。意識が高まり、虫歯になる率は相当低くなってきています。ただし、外から見える歯の部分はきれいにできているのですが、歯の根元の部分にある「歯周ポケット」にプラーク（歯垢《しこう》）がたまっている人は、いまだに多いのが現実です。これらが歯槽膿漏《しそうのうろう》や歯周病の原因になって、歯茎《はぐき》が後退して歯が長く見えたり、突然歯が抜けてしまうことがあるのです。20代の人にもありうることで、一概に年齢のせいとは限りません。

プラークは粘り気のある細菌のかたまりで、膜になって歯にはりついて生息します。ちょっとショッキングかもしれませんが、キッチンやバスルームの排水溝のぬめり、川の底に沈んだ石にこびりついたヌルヌルと同じようなものだと考えてください。あのヌルヌルは、水で洗い流すだけでは除去できません。しかも、時間が経つと、水分によって細菌が繁殖し、さらにがっつりと付着して歯ブラシ程度では除去できなくなってしまいます。

プラーク1ミリグラム当たりには、約1～2億個の細菌が存在していると言われますから、放置しておくと、それらの菌が血液を通って体の別の場所に飛んでいき、命にかかわる重篤《じゅうとく》な病気を引き起こす可能性もあります。

数カ月に一度は、歯科医院で口のなかのクリーニングをしてもらいましょう。

とくに、差し歯、インプラント、入れ歯を使っている人は要注意です。とはいってもちょっと面倒くさいな、という気持ちはわかります。私もついついさぼりがちです。けれども**自分の歯を一生使っていくためには、メンテナンスは必要**と自らに言い聞かせ、なんとか時間をつくって歯医者の予定を入れるようになるべくしています（それでもついつい忘れますが）。

一度、治療すると「もう、大丈夫」と思いがちですが、私たちの体は日々変化しています。長い期間嚙《か》み合わせていれば、歯も削られてきますし、歯肉も弱ってきます。それに対して、人工的な差し歯や入れ歯は、ほとんど形状が変化しません。

当然のことながら徐々に体と合わなくなり、その結果、口のなかに傷をつくったり、炎症を起こしたりする原因になることがあるのです。

また、矛盾するようですが、どんなに高価な人工物でも、壊れることがあります。欠けたり、折れたりした差し歯や入れ歯を使い続けるのも、口のなかの環境を悪くする原因になります。「一生モノ」が良いのは、結婚指輪くらい。そう考えるのが、快適に生活する知恵だと思います。

第４章

メンタル弱ったかも。
なんだか自信がなくなってきた

「自分の人生、残り少ないなぁ」「人生って短いなぁ」とため息が出てしまう

中高年になると「人生が短く感じる」「時間が経つのが早い」。よく聞くせりふですが、実際に心理学的な考え方で、このことを説明した人物がいます。それがフランスの哲学者、ポール・ジャネ。この理論は「ジャネーの法則」とも呼ばれています。

簡単に言うと、「年齢が上がるにつれて、年月の感じ方は短くなる」という理屈で、たとえば、1歳の子どもにとって1年は人生すべてですが、10歳の人にとっては1／10。1年の重みは100％と10％、10倍も違うことになります。

同様に、残りの人生を考えてみるとどうでしょうか。健康的に過ごせる年齢を80歳と仮定すると、50歳の人に残された年月は30年、70歳の人にとっては10年となります。残りの人生の1年の重みは、50歳の人には1／30ですが、70歳の人は1／10。

年齢が上がるほどに、1年の価値は重くなっていくわけです。

だからこそ「人生が短い」と感じるわけですが、これは決してネガティブな発想とは限りません。価値ある1年、価値ある1カ月、価値ある1日と思えれば、それだけ一つ一つの瞬間を大切にしようと思えます。つまり、ポジティブな発想の原動力にもなりうるのです。

たとえば、「家族旅行をしよう」と家族から提案された時に、これまでなら「面倒だな。一人で釣りに行くから家族旅行は不参加」と宣言していた人が、「一緒に行けるのは、あと数回かもしれない」と思うことで、家族との時間を大切に考えて旅行に同行する。こういう思考が持てるようになることは、人生を豊かにする大きなメリットだと思います。

もちろん、1年が短い、1カ月があっという間と感じるようになったからといって、無理に予定を詰め込む必要はありません。**時間の価値がどんどん上がっている**のですから、無駄なことをしなければ良いのです。35ページ「ウインドウショッピングをするのが面倒に。買い物に行くのも煩わしい」の項でも説明しましたが、「やりたいこと」と「やりたくないこと」の取捨選択ができるようになってできているはずですから、無理に人と合わせず、自分がしたいことと、絶対にしておいたほうが良いことを中心に行動を選択していけば良いのです。

宿題も仕事も締切がないとやりませんが、残りの年月が短くなれば、本当にしたいことを優先してできるようになるものなのです。

そして、**余計な変化をつけないというのも、残りの人生を長くするコツです。自分がチャレンジしたいこと以外には「保守的」になってほしいのです。**

たとえば、いつも決まった香りの柔軟剤を使っている人が、「新しい香りの柔軟剤が発売されたから使ってみよう」などという冒険はやめておくことです。もちろんいろいろな香りを楽しむのが好きな人はおおいにチャレンジしてほしいのですが、そうでないなら保守的に、今のままを貫いたほうが良いのです。

試してみて、結局「好きな香りじゃない」「やっぱり今までの香りが落ち着く」などと思ってしまうと、「もったいないことをした」「失敗した」と落ち込む原因をつくることにもなってしまいます。

さまざまな場所を旅行するのが好きな人は、旅先をあちこち変えるのも良いですが、決まった宿で夏は避暑を楽しむことにしているなら、冒険せずにそれを続ける。そのなかで、今年は新しい洋服で行こうとか、いつもと違う観光地に1カ所行ってみる。そのくらいの変化のほうが嫌な気持ちになるリスクを下げることができます。

若い頃なら「今回の宿はひどかった」というのも、笑い話や思い出になりますが、年月が貴重になっている今、そんな冒険をして「嫌な思い出」を増やす必要はありません。

人によって、冒険する部分と、保守的になる部分はまちまちですが、**自分で「ここは冒険」と設定した上のことであれば、失敗も楽しめます**。自分の変化を理解することが、大切な時間を有意義に過ごすコツかもしれません。

「長生きなんてしたくない」と思う瞬間がある

「どうせ老い先、短いから」「もう、死ぬだけだから」。高齢の方がよく口にするせりふですが、こういう言葉を発する人に限って、定期的に健康診断を受け、医者の言う通り薬を飲み、自主的に塩分制限をしていたりします。私の父もそうです。

実のところ、長生きしたいのです。けれども人生の先輩たちの様子から、心身が衰えていく姿はなんだか切ないし、介護されるとか、病気になって苦しむのはつらい。精神的に面倒なことや嫌なことに巻き込まれるのも勘弁。心のなかでは「穏やかに長生きしたい」と思っていても、「苦痛を伴う長生きは嫌」という気持ちが先行すると、「どうせ」とか「もう」という言葉が多くなってしまいます。

ただし、こうした心情を持つのは、高齢の方だけとは限りません。最近は「70歳まで生きれば十分」と言う若い人、多いですよね。

寝たきりになるとか、認知症になるとか、まだずっと先のことなのに、どこかそういう不安を持っているからです。でも、そう言っていたはずの人も、70歳になると「80歳までには死にたい」と変わってくる。結局、いくつになっても、**老いた自分に恐怖を感じている限り「長生きが怖い」**と思ってしまうのです。

一方で、「いつまでも明るく過ごそう！」「長生きしたい！」と、素直に言える人もいます。そういう人の話を聞くと、身近に「高齢になっても元気で明るく過ごしている人」がいることが結構あります。「あんなふうに年をとりたい」「あの人が目標」という指針があると、年をとることへの恐怖が和らぐのかもしれません。

もし今、「長生きなんてしたくない」と思っているとしたら、ぜひ、これから続く若者に「長生きって良いものだよ」と思ってもらえる生き方に変えてみませんか。

まず、子どもにお金は残さない。子どもや孫にお金を残そうなんて考えず、今の自分の満足度を上げるためにお金を使いましょう。そして我慢はしない。**身内に不満をぶつけるくらいなら、お金を使って我慢しない生活を手に入れましょう。**

たとえば家事代行サービスを頼むとか、車の運転はせずにタクシーを使うとか。生活はしていける範囲で身内を頼らず、楽しく生活をする。すると「うちの両親みたいな老後いいな」と子どもたちが思うようになります。若い人たちがうらやましがる高齢者になる、それをこれからの人生の目標にしてみませんか。

「よっこらしょ」と声に出す癖、嫌悪感があるのにやめられない

なぜ声に出すかというと、「よっこらしょ」と言ったほうが、力を出しやすいからです。

砲丸投げとか、重量挙げの選手が、「ウォーッ」などと叫ぶのと同じです。テニスや卓球の選手も、ストロークの瞬間に声を出しています。

気合を入れているだけのように思えますが、そこには科学的な根拠があります。「シャウティング効果」といって、心拍数や血圧を上げる「アドレナリン」が分泌されるのです。

アドレナリンは筋力や集中力、判断力などを一時的にアップさせ、スポーツ選手のパフォーマンスを上げます。私たちが「よっこらしょ」と言う時も同じような効果があると考えられるのです。それに、**声を出すことで、腹筋に力が入り、体幹のバランスを良くする効果**も得られます。

「よっこらしょ」を年寄りっぽく感じるのなら、別の言葉に言い換えてみてはどうでしょう。「よし」「頑張るぞ」などとしておくと、頑張っていこうという気合が入っているのかなと思ってもらえます。いずれにしても、声を出すことは良いことだと覚えておいてください。

家族や身近な高齢者が言っていても否定せずに、「いいね、それ言うと力が入りますよね」と肯定してもらえると良いなと思います。

それでも声を出したくない時もあるでしょうが、「声を我慢する」のは間違いです。そもそも声を出さないと力の入りにくい筋肉だからこそ、つい声が出るのです。それなのに無理やり抑えてはよくありません。

多くの人が「よっこらしょ」と言っているのは、おそらく重い荷物を持つ時や、座っている姿勢から立ち上がる時だと思います。

これはまさに足の筋肉をしっかりと使わなければならない場面。足の筋肉のなかでも太ももの前面についている大腿四頭筋《だいたいしとうきん》は、とても大きな筋肉です。大きいだけに衰えてしまうと、弱さが顕著になる部位でもあります。

もし、「よっこらしょ」を減らしたいのであれば、大腿四頭筋を鍛える、軽いスクワットをするのが効果的です。

運動不足の人は、一日一回「楽しない選択」を

40歳以降の人が、ある日突然、肩周りに激痛を覚えて、その後しばらく腕が上がらなくなってしまう。四十肩、五十肩などと言いますが、まさにそのあたりの年齢で出やすい症状です。

肩に痛みが発生すると「年だから仕方ない」と、病院に行かない人がたくさんいま

す。これ、ちょっと危険なので、肩が痛い時には、必ず整形外科を受診して検査してもらってほしいのです。

というのも、単純に年齢のせいで組織などが硬くなり痛みが出ているケースと、「腱板断裂《けんばんだんれつ》」という状態の可能性があるからです。前者は四十肩や五十肩という診断になりますが、後者は上腕骨と肩甲骨とをつなぐ腱が切れている状態で、場合によっては手術が必要になります。

症状の特徴としては、腕を上げることはできても、力が入りにくかったり、痛みを伴ったり、肩を上げ下げする途中で、「ゴリッ」「ジョリ」という音がしたりします。放置すると、日常生活で困るほどの痛みが出たり、可動域が狭くなってしまうことがあります。

同じような例でいうと、背骨が折れていても気づかない人がかなりいます。まさかと思うかもしれませんが本当です。圧迫骨折と言いますが、最初は痛いけれど、少し経つと痛みが和らいでくるのです。

そのために、「年による腰痛」だから仕方ないと、病院にも行かない人がいて、結局は、骨が折れたままの状態で、周囲の組織が固まってしまう。**背中が丸まっている高齢者の多くが、骨折の放置が原因**なのです。

肩や腰、膝もそうですが、ある程度の年齢になると「痛みが出ても仕方ない」とみなさん、思われるのです。それで痛みだけ和らげようと接骨院に行ったりマッサージを受けて治療をする。けれどもその前に「本当にその痛み、年齢のせいですか？」と言いたいです。

年齢のせいではなくて治療対象の病気やケガなのに、気づかずに年齢のせいと勝手に考えて放置する人が多いのはとても気になります。

とくに女性の場合は骨の密度が重要で、骨密度をチェックしておくことは、健康、そしてずっと人に頼らず生きていけるような体作りに必要です。

骨の密度が低下し、スカスカになってきた状態を「骨粗しょう症」といいます。とくに女性の場合は、閉経後にはホルモンの関係で、骨を形成するのが難しくなってきますから、骨粗しょう症のリスクが高いのです。

自治体によって差はありますが、40歳以上になると骨粗しょう症の検査を無料で受けられるチャンスがあると思います。ぜひ一度、チェックをしてみてください。

骨を丈夫にするには「カルシウム」をたくさん摂らなければ、と思いがちですが、カルシウムだけでは骨はつくられません。カルシウム以外にも、カルシウムの吸収を助けるビタミンDなどさまざまな栄養素が必要になります。

乳製品、大豆、小魚、海草、色の濃い野菜、サンマやイワシなどの青魚、きのこ類はとくに重要ですが、特別に何かを食べるというより、いろいろな食材を食べることを意識すると良いでしょう。

「毎日これを食べなければいけない」というやり方は長続きしませんから、**「1週間で20種類の食材を食べよう」**くらいの、ゆるりとした感じで構いません。

あと、骨粗しょう症では「運動をしないと、骨が育たない」ともいわれます。確かにそうなのですが、そもそも運動が好きで毎日続けられていれば、骨粗しょう症にはならないわけです。

運動が苦手、嫌いな人が対象ですから、無理に運動してくださいとは言いません。

一日一回、**「楽しない選択」をすること、「一日一ふんばり」**をおすすめしています。

「エスカレーターを使わずに」といっても、外出ですべてのエスカレーターをスルーするのは相当つらいものです。だから、**一日のなかで、一回だけエスカレーターを使わず階段を選ぶ。**家から駅までの道のりで、電信柱10本分だけ小走りしてみる。コンビニや銀行に行く時に、車を使わず自転車や徒歩で行ってみる。それだけのことでも、運動をほとんどしてこなかった人にとっては貴重な時間になります。

運動をした翌々日に筋肉痛がやってくるのは？

「筋肉痛は運動直後に出るのが正解、時間が経ってから痛みが出るのは年のせいだ」

と思っているとしたら、それは誤解です。

そもそも運動後の筋肉痛には2種類あって、一つは筋肉の周辺に乳酸などの疲労物質がたまり、痛みを誘発するものです。この痛みは、運動直後から表出し、長くは続きません。

もう一つの痛みは、運動によって筋肉の繊維がダメージを受け断裂を起こし、これを回復させようとする過程で「痛みの物質」が分泌されることで発生するものです。

この時、ダメージの大きさによって、痛みが出るまでの時間に差が生じます。

大きな負荷で強いダメージが筋肉に与えられると、強い痛みが短時間起こります。しかし、緩めの負荷を長時間与えた場合には、痛みが出るまでに時間がかかるのです。

つまり、**極限まで筋肉をいじめるような鍛え方をした場合には、筋肉痛は速攻**で出ますが、階段を駆け上がったとか、**ちょっとした運動では、数日経って筋肉痛**が現れて当然なのです。

学生の頃の部活では、力の限り運動をしていたでしょうから、筋肉痛はすぐに出たはずです。しかし、中年期以降に突然ハードな鍛え方をしたら、筋肉痛どころかケガをしてしまうかもしれません。ですから、ゆっくり筋肉痛が出てくるような運動をしているほうが正しいのです。

また、ハードな運動でなくても、その部位の筋肉を定期的に使っていると筋肉痛になりにくくなります。定期的にゴルフをしているとか、フラダンスを習っているような人は、筋肉がたくさん壊れるようなこともなく、修復時の痛みは少なくなるのです。筋肉痛が遅れてやってくるのは年のせいではなく、今の自分にちょうど良い運動ができた証拠ですから、決して悪いことではありません。

段差も障害物もないところで、なぜこける

ちょっとした段差がある場所ならともかく、何もないところでつまずいたり、転んだりすると、「もしかして年のせい!?」と心配になる人がいます。

つまずいてしまう原因は、太ももを必要なだけ上げられていないことと、つま先を

しっかりと上げ切れていないのに前に進んでしまっているからです。簡単に言うと、足が十分に動いていないから、つまずくのです。

けれども、たいていはつまずくだけで、転ばずにすむはずです。ではなぜ、転んでしまったり、大きく体勢を崩すことがあるのでしょうか？

二足歩行の人間は、歩く時に左右の足に体重を移動させます。右足に体重を乗せバランスをとる。そのあとバランスを不安定にさせながら、左足を前に振り出して体重を受け止めます。

つまり、わざとバランスを崩した状態で、後ろから前に足を持ってくるのです。この後ろから持ってきた足を着地させた時に、バランスがうまく取れないと、平たいところであっても、足首をひねったり、つまずいたり、転んだりしてしまいます。

立ったまま靴下を履こうとするとよろめいてしまう、というのも同じ現象です。一度、片足で何秒立っていられるか計ってみてください。

15秒間片足立ちできなかったら、バランスが衰えています。

でも、「衰えている？」と嘆《なげ》く必要はありません。大変な訓練をしなくても、ちょっとしたトレーニングと工夫で改善できます。

左図に書いた3つで良いのです。もちろんこのトレーニング中に転ばないように、十分注意してください。

なぜバランスなのに視力？と思うかもしれません。このバランストレーニングを行なってみると「目をつぶるとよろけやすい」というのが分かります。目はバランス補正の役割を担っているのです。

無理に筋力をつけようとしなくても、バランスが崩れそうになった時に立て直す補正力が身につけば、つまずいたり転んだりしにくくなります。また、遠くも近くもそれなりに見えるようにしておくだけでも、バランスを保ちやすくなります。

◉バランス力がよみがえるトレーニング

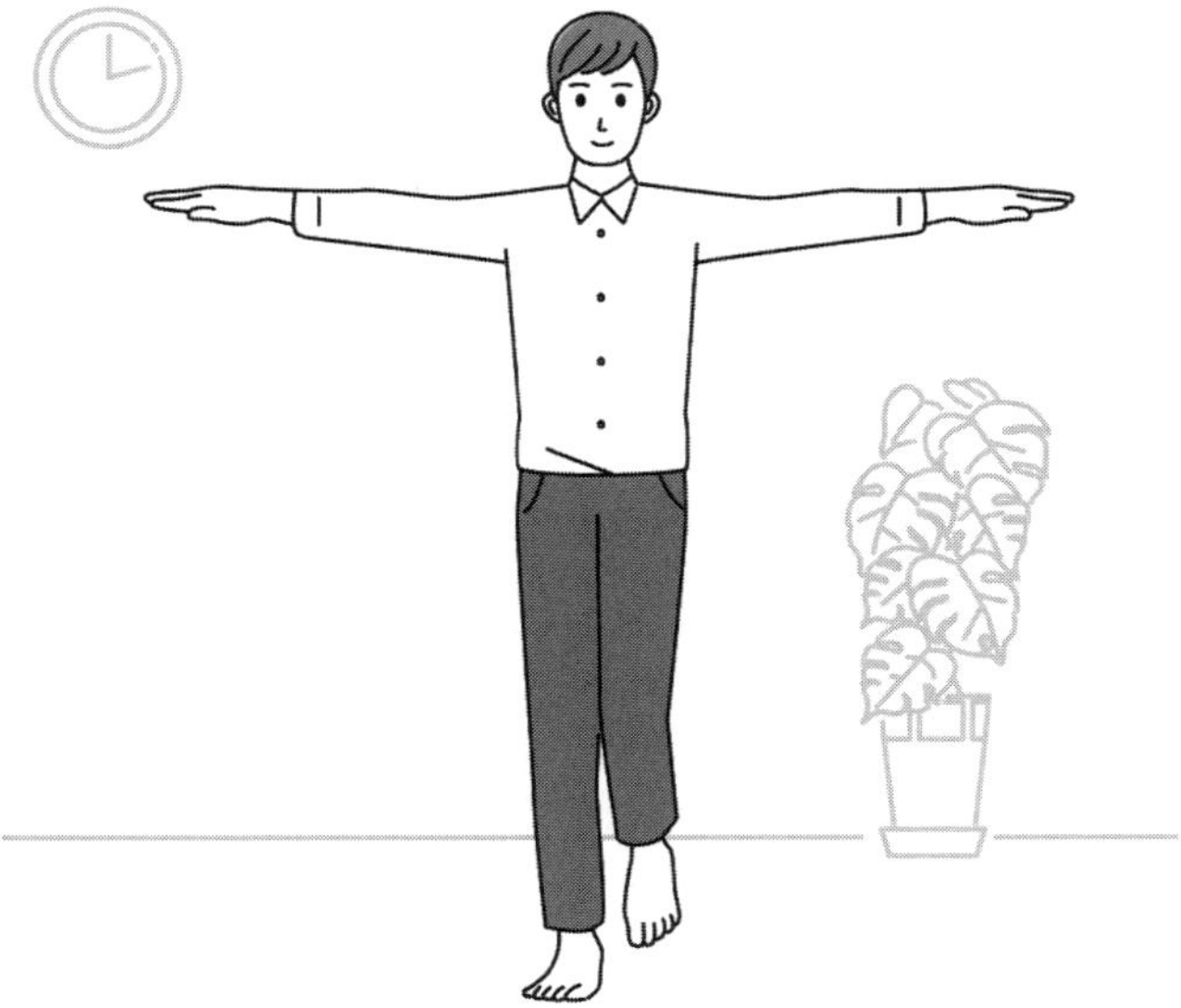

1. 毎日、片足立ちで何秒頑張れるかチェックする。
2. 15 秒以上、頑張れる人は目をつぶったままで片足立ちを頑張る。
3. そして、視力に合ったメガネをつくる。

あとは、転ばぬ先の杖《つえ》ではありませんが、転びにくい工夫をするのは大事です。階段の上り下りには手すりを使う。家のなかをバリアフリーにするなどを考えてみましょう。

こう言うと「バリアフリーなんて大げさな」と思うかもしれません。確かに「バリアフリー」というと病気の人、高齢者への対応と思われがちです。

けれども若い人でもバリアフリーにしたほうが便利だし楽です。私自身もちょっとした段差でつまずくことがあります。湯気で曇《くも》ったメガネをかけて歩くと、お風呂が少し段になっているだけで、つまずいたり指をぶつけて痛い思いをします。

一方、バリアフリーのお風呂に入ると、このような心配がありません。

バリアフリーとは決して高齢者や障害のある方のためだけのものではないのです。

私は以前、風呂場にちょっとした手すりがある家に住んだことがあるのですが、お風呂から出るのがとても楽だったことを覚えています。お金に少し余裕ができたら、ついつい無駄使いする前に、早めに少しずつバリアフリーに変えておくと便利ですし、なにより痛い思いを減らせます。

つまずいて転んでしまうと、寝たきりへとつながってしまうこともあります。バランスのチェックをしておく、メガネをつくる、バリアフリーにするなど、ちょっとした工夫で一生介護なし、または介護を5年、10年遅らせることもできるわけです。バリアフリーという言葉のイメージに騙《だま》されず「便利にするための家の改築」と考えてほしいと思います。

探し物が見つからない！「すぐそこにあるよ」と言われて愕然

探している物が見つけられないとイライラします。これから観劇があって出かけなければいけない。でもチケットがどうしても見当たらない。昨日確かに財布と一緒に置いたはずなのに。そう思っていると「チケットならここだよ」と家族に言われる。

すると見つかったのは嬉しいものの、がっかりもします。

若い時は、すぐに見つけられていたはずなのに、判断力が鈍っているのかな、認知症の始まりかしら……と不安になるかもしれません。

探し物が見つかりにくい原因としては視野が狭くなっているということがあります。物理的な視野ではなく、見えているけれどもそれが何であるのか、何が起きているのかを判断する視野が狭くなってきています。

試しに、前をボーッと見てみてください。その時に、はっきりと何があって、どういうものかを把握できる領域のことを「有効視野」と呼びます。この範囲は、若い時には上と下の方向20度ずつ、左右に30度ずつくらいあるのですが、年齢とともに狭くなってきます。


年齢や認知機能も関連しますが、**普段からきちんと使うことが有効視野の維持に必要**です。何か一つのものに集中する。誰にも邪魔されずにしたいことをする。これこそが年齢を重ねた特権です。けれども一人の時間を満喫しすぎると、ついつい有効視野が狭くなってしまって物が探しにくくなります。

まずは「自分は判別できる範囲が狭くなっている」と、自分で意識することができれば良いのです。そして、いつもより一歩引いて普段の景色を眺めるのが効果的です。

有効視野を広げるトレーニングもあります。視点を固定して、真っすぐ見て、その状態でできるだけ遠くや左右を見る練

◉有効視野を広げるトレーニング

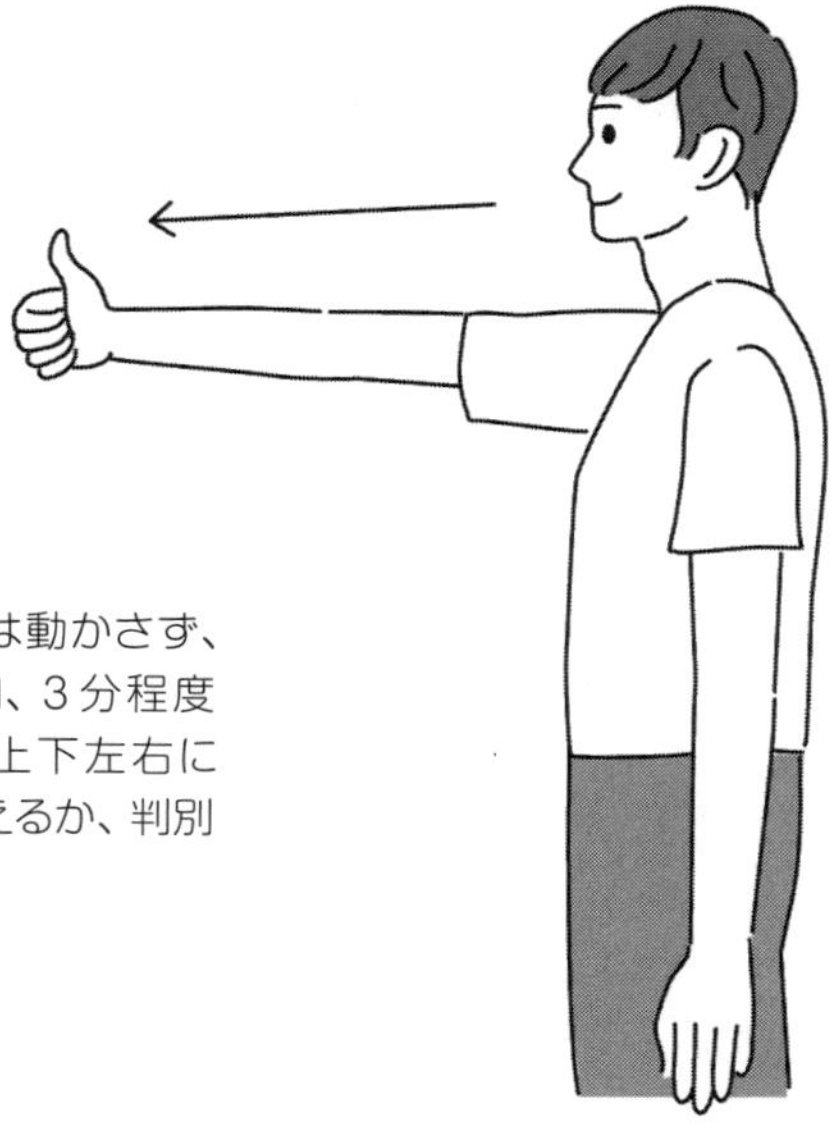

瞳や顔は動かさず、
1日1回、3分程度
親指の上下左右に
何が見えるか、判別
する。

習です。見るものは風景でも、文字でも構いません。たとえば片手を伸ばし、親指を立てて見つめます。そのまま指より先に何があるか、指の上下左右には何が見えるかを判別するのです。もちろん、顔は動かしてはだめです。瞳も動かしません。思った以上に判別できないと思います。

これを一日に1回、1~3分程度行ないます。見えるか見えないかを確認するだけでも良いのです。電車の中など、指を出すのが恥ずかしい場所であれば、前に立っている人の後頭部や中吊り広告を見つめる対象にしてみましょう。

ちょっとしたことですが、**視覚による認知力の衰えを予防するためにも、有効視野を維持する練習はおすすめ**です。

一人暮らしが怖い。一人で死にたくない

独身で過ごしてきた人が、40代、50代になって、急に老後の自分を心配し始めると

いう話はよくあることです。そして行き着くのが「一人で死ぬのが怖い……」という漠然とした不安なのでしょう。

でも、大丈夫です。みんな一人だし、一人じゃないです。

なぜこういうことを言うかというと、毎日、たくさんの高齢の患者さんと接しますが、**一人暮らしの人は元気ですし、生き生きと見える**傾向にあります。もちろん私の前では無理をしているのかもしれませんが、少なくとも楽しそうです。

家族から「危険だから包丁は持たないで」「段差に気をつけて」「甘いものばかり食べないで」などなど、うるさいことを言われて窮屈な生活をするより、一人で好き勝手に暮らすほうが楽と話す人はたくさんいます。もちろん、家族とともに人生を過ごすのもよいことです。ただ、そのことに縛られないで、一人でいる楽しさにも気づいてほしいのです。

福祉サービスの充実によって、毎日のようにお世話する人が来てくれる人もいます。食事を届けてくれるサービスもあります。そうなると生活には困らないことが多いようです。「家族よりも優しくしてくれる」「気の合うヘルパーさんとの話が楽しみ」と話す高齢者もたくさんいます。

もし、一人で暮らすのが不安なら、無理に家族をつくるより、施設に入ればいいのです。今の施設は、手厚くアットホームなところが増えています。体がきつくなる前に、施設見学をいくつかして、「余生を楽しめそう」「リラックスできそう」な候補を見つけておいたという人も多いようです。

一人が嫌だから誰かを探すというのは非常に大変ですし、つらいものです。仮に配偶者を見つけても急に二人暮らしとなるとお互い気を使うこともあるし、すごく疲れます。配偶者や子どもと同居していても、ずっと一緒ではありません。家族がいるのに孤独を感じて、余計に寂しいこともあります。だからこそ、寂しいという理由だけでの無理な人づき合いは避けたいものです。

好きな人や好きなものと一緒にいるというのはいいことです。それが家族のこともあれば、ペットのこともあれば友達や、テレビであってもいいです。コンビニの店員さんやカルチャーセンターの仲間、先生でもよいのです。

社会の「一人は寂しい」という決めつけ、「家族と一緒にいないといけない」という観念に押しつぶされてしまう人がいるとすれば、それは悲しいことです。

一人暮らしというのは非常に気楽で良いものなのです。もちろん家族と一緒でも良いのですが、「家族と一緒にいないといけない」という社会の常識はあまり気にしないでください。

寂しくなったらテレビを観たり、電話をかけてみてください。寂しい夜もあります。そういう時は忙しく何かをしてみてください。徹底的に本を読む、運動をして疲れて寝る、好きなテレビのシリーズを一気に観るなど、何かに集中すると、余計なことを考える時間が少なくなります。宗教的に達観している人はともかく、そうでもなければ、何かに頼っても何をしなくても、どちらにしても不安はあるものですが、ネガティブな考えをする時間が少なくなるだけで、気持ちは楽になります。

結論として、一人暮らしも孤独死も、諸先輩方を見ていると、不安に思う必要はないなぁと、私自身は思っています。今ある暮らしでよいようです。

寝たきりになりたくないし、病気の後遺症も嫌

「理想の最期は？」と聞くと「老衰」と言う人が多いです。

しかし、厳密には「老衰」は病気ではありませんし、死因でもありません。肺炎とか、心筋梗塞《こうそく》とか、何らかの原因があって亡くなっているのですが、解剖してまで死因を特定するのも気の毒だし、ご家族も納得しているから「老衰」という言い方をしているだけです。

みなさんのイメージする老衰は、何日か床《とこ》に臥《ふ》せ、静かに息を引き取るみたいなものでしょうか。でも、それって現実的にはなかなか難しい。原因によって寝込む月日は変わってくるし、医療の介入によっては、命を延ばすこともできてしまいます。

つまりそこには、みなさんがもっとも恐れているであろう「介護」が登場してくるのです。人の世話にならざるを得ない、いわゆる「寝たきり」の状態は、たぶん、誰

もが避けたいことでしょう。

また、脳梗塞や糖尿病の合併症や後遺症で、半身不随《ふずい》になる人もいます。リハビリをしても完全に回復するのは難しく、どうしても介護が必要になってしまいます。

でも、それは必ずしも不幸というわけではないことを、患者さんたちから学びました。とくに「好きなことがない人」とか、「趣味のない人」ほど、介護生活を楽しんでいるように見えます。

テレビやＤＶＤを観る、音楽を聴く、食事を楽しむ、おしゃべりをする、読書をする。そういう**何気ないことを「楽しい」と思える人は、今までのように自由に動けなくなっても、比較的気持ちが楽**で、平穏に暮らすことができます。

変わってしまった部分に目を向けるのではなく、変わっていない自分に目を向ける。その視点を持てるかどうかで、残りの人生の豊かさが変わってくるのです。

私は多くの高齢の患者さんと接するなかで、**「見る」「聞く」「食べる」「話す」のうちの一つでもできる状態であれば、人は生きる喜びを感じられる**ことを知りました。

五体満足である時には、「失明したら人生終わり」「歩けなくなったら喜びが半減する」と思うものですが、視力を失った人も、下半身不随になった人も、最初はきついけれど、残った機能で楽しめることを見つけると、次第に明るくなって、それまでよりも充実した毎日を過ごそうとするようになるのです。

頑固で怒りっぽくなった。かわいい老人にはなれそうもない……

もともと、頑固な性格の人はいますが、ある程度の年齢になってから「頑固になった」と言われるようになったのであれば、**あなた自身の問題ではなく、周りに原因があるのかも**しれません。

50歳代までは、比較的、人に指示を出す立場にいた人が多いと思います。会社でも家庭でも、あなたの指示で人が動くような場面が多く、反対に「ああしろ」「そのやり方はだめだ」なんて言われることは少なかったでしょう。

しかし、**ある時に、それが逆転する**わけです。

パソコンやスマートフォンの操作で苦戦していると、「貸して！　やってあげるから」と子どもに取り上げられてしまったり、車を運転すると「危なっかしくて見てられない！」と言われたり。

若い社員が、今どきのカタカナ用語を連発したり、「おっさん、おばさんは黙ってて」みたいな雰囲気を出してくることもあるでしょう。

こちらはそこまで年寄りになったつもりはないのに、周囲から「できない」とか「危ない」と決めつけられると、誰だって嫌な気持ちになります。

もちろん、スマホの画面は見づらいし、指紋が薄くなって操作も危うい。だけど、そもそもお前たちを育てたのはこっちだし、何でお前の指示に従わなきゃいけないんだよ、と思って当然なのです。

その心理が、顔や態度に出てしまうから「頑固になった」「怒りっぽくなった」と言われるようになるわけです。

かわいい高齢者を目指すなら、何を言われてもニコニコしているのが得策でしょうが、これからは高齢者だらけの世の中になるのです。誰かに守ってもらおうと思っても、若い人の手は足りません。だったら、憎まれ高齢者世にはばかる！　でいいのですから、頑固でも、怒りっぽくてもいいのではないでしょうか。

その代わり、**自分でできることは、できるだけ自分でする。**そして、若い力が必要な時には、娘や息子を頼らずに、金銭的に無理のない範囲でヘルパーさんに頼むのも一つの方法です。あえて「多少の不自由を受け入れる」のも、考えようによっては気楽に思えるのではないでしょうか。娘や息子に嫌々やらせようとしても、たいていはうまくいかないものだからです。

第５章

これだから夜がコワい！

夜中に目が覚めない方法はズバリこれ！

夜中にトイレで目が覚める人は、夜寝る前に、次のような方法を試してみてください。**就寝15分くらい前に、ソファなどで5分間横になってからトイレに行く**のです。

年齢とともに下半身にたまりやすくなる水分や老廃物が、上半身に流れて尿意が起こります。このタイミングでトイレに行き、5分過ぎたら今度は本格的に布団に入って眠れば良いのです。

もし、この動作をせずに、いきなり横になって眠ると、足にたまっていた水分が全身に戻ってきますから、睡眠中に大量の水分を摂ったのと同じような状態になり、就寝後数時間でトイレに行きたくなってしまうのです。

ちょっとした工夫ですが、これだけで夜中にトイレで起きる回数が減る人はたくさんいます。夜中のトイレは、つまずいて転ぶなど、高齢者でなくても危険が多いものです。朝までぐっすり眠るためにも、ぜひ試してみてください。

睡眠時のエアコン設定時間も重要

トイレで起きるようになったという人以外にも、「昔はぐっすり眠れたが夜中に目が覚めてしまう」「目が覚めると眠れなくなってしまう」という声があります。眠れなくて困ることは？　と聞くと「何となく不安」と感じているようです。

まずは、自分の生活を振り返ってみてください。

昔は確かにぐっすり眠れたのかもしれませんが、当時は、日中それなりにきつい仕事や作業をしていたのではありませんか？　それに比べて、今は落ち着いた生活ができている、ということはないでしょうか？

「寝つきがいい」というのは一見いいことのようですが、「十分な睡眠をとれていない」証でもあります。昔、寝つきがよかったのは体や頭をたくさん動かしていたからで、睡眠が不十分だったためによく眠れていたわけです。つまり、今はそれほど活動していないので、寝つきはよすぎないほうが体の状態は安定していると考えられるのです。

でも、どうしてすぐに寝つけないのでしょうか。

むしろ「眠らなきゃ」と思うほど眠れなくなります。眠るというのは落ち着いている状態です。眠らなければと強く思うと、気持ちが興奮した状態になりますから、かえって目が冴《さ》えてしまうのです。ですから夜中に目が覚めるということを気にしないほうが実際はよく眠れます。

私は山形県でも診療をしています。新幹線の始発に乗っていくので「明日は早く起きなきゃ、そのために早く寝なければ」と思うことがあります。そう思ってしまうと逆に眠れなくなります。

そんな中でもより良い睡眠をとる対策として、エアコンに工夫をしています。夜中つけっぱなしの人もいれば、タイマーをセットして切る設定にしている人もいるでしょう。基本的にはつけっぱなしでもよいのですが、タイマーをセットする場合、何時間で切れるようにしているでしょうか？

「目が覚める」という患者さんに聞いてみると「1時間では短い。だから2時間ぐらいでオフにするように設定している」という人が多くいらっしゃいます。

ここがポイントで、1〜2時間ではなく、**3時間ぐらいにすると、目が覚める確率がぐんと下がります**。なぜでしょうか？

睡眠には浅い眠りの「レム睡眠」と、深い眠りの「ノンレム睡眠」があり、90分間隔で繰り返しています（多少前後はありますが）。就寝から90分経過した頃に、もっとも眠りが浅くなりますから、就寝後1時間半、3時間、4時間半、6時間というのが、目が覚めやすいタイミングです。

2時間でエアコンが切れると夏なら徐々に温度が上がり、冬なら徐々に温度が下がり3時間後はちょうど不快な時間です。その時間にちょうど眠りが浅くなるので起きてしまうわけです。

睡眠中は快適な温度を保つようにエアコンはつけたままでも良いくらいですが、どうしてもオフにしたいのなら、最低でもタイマーを3時間後に切れるようにセットしておきましょう。そうするとまだ涼しい状態なので、目が覚めづらいというわけです。

あと、よく聞くのが「暑すぎて（寒すぎて）目が覚めた」「外の車の音がうるさかった」「体がかゆくて起きてしまった」「布団のカサカサした音が気になった」などという声です。

しかし、実際には、それらのことは、目が覚めた瞬間に起きているわけではなく、目が覚めるずいぶん前から起こっていること。**眠りが浅くなったから気づいただけ**なのです。それを理解していれば、目が覚めてしまっても気にならなくなるものです。

皮膚が弱い人は布団や衣類の素材にも注意してみてください。綿１００％は気持ちが良いように思えて、カサカサ音が気になったり、皮膚に当たる刺激が強く、ある程度年齢が高くなった人の肌には向かないことがあります。ガーゼやネルやシルクなど、いくつか試してみて、熟睡できる素材を探してみましょう。

朝起きた時に、しっかり朝日を浴びるとよいといいますが、これも本当です。ホルモンの分泌の影響で夜の眠りの質が良くなります。

目が覚めてしまったら、どうしたらいい？

とはいえ、目が覚めてしまった時にはどうしたらいいのでしょうか。

とくに、トイレに起きたあと、なぜか目がらんらんとしてしまうこともあります。こういうことは20代、30代の人でもよくあることです。

大きな理由は「夜中起きた時のスマホ」です。スマホの光が目に入ると、脳はその刺激を朝の光と勘違いしてしまうのです。ですから夜中は、スマホは見ないのが正解です。

同様に、明るいものを見るだけでも、脳を起こしてしまいますから、電気をばっちりつけるのもやめておきましょう。もちろんトイレに起きて歩く時、転ばないような明るさは必要です。けれども目に光をしっかり入れてしまうと脳が覚めてしまうので、トイレへの動線の足元に、間接照明をつける程度にして、目に強い光を入れすぎないように気をつけましょう。また、目をぱっちり開けるよりは薄目を開けるようにするほうが交感神経という興奮の神経を刺激しないので効果的です。

そして、先ほども紹介しましたが、一番大切なのは目が覚めたことを気にし過ぎない。これに限ります。

無理に眠ろうとせずに、一度起き上がって、布団以外の場所に移動してから読書や深呼吸、ストレッチ、座禅なんかをしてみることをおすすめします。リラックスしてから布団に戻ると、意外に眠くなっています。

なぜかといえば、**体温が下がる時に眠りやすくなる**からです。少し体を動かして体を温めると、体温が下がってきた時にまた、眠気が戻ってくるのです。

それでも眠れないと、睡眠薬を使うようになる人もいて、服用しても途中で起きてしまうという声があります。睡眠薬の効きが悪いのか？　と心配するかもしれませんが大丈夫。病院で処方されたり、市販されている睡眠薬は、ほとんどが「睡眠導入剤」です。２～３時間しか効果が続きません。

ですから、睡眠が浅くなるタイミングと同時に薬が切れてしまう。そう考えると、**睡眠導入剤は３時間で目が覚めても、薬が効いていない、薬が悪いというわけではないのです。**

「眠れない」と言っている人も、総じて必要な時間、眠っています。メディアで「○時間寝ないと長生きできない」のような情報を見聞きすると気にしてしまうのかもしれませんが、さまざまな研究論文を読むと、寝すぎも短時間睡眠も病気のリスクを増やす可能性があるだけで、寿命との関係は明白にはなっていません。

それに、睡眠時間には個人差があります。なかには短時間睡眠で事足りる人もいて、それはそれでOK。昼間眠くて仕方ないなど、日常生活に支障が出ている場合は別ですが、30分程度の昼寝ですっきりするのであれば問題ありません。

夜中にイタタタ！ 突然、足がつってのたうち回ることに

突然足がつる。前はこんなことはなかったのに、と心配になります。有痛性筋痙攣《ゆうつうせいきん》、

こむら返りとも言います。あの痛みは筋肉が痙攣を起こしている証拠。特別な運動をしたあとはもちろん、汗をかいたあとにも起こりやすくなります。

足がつる場合、体内のイオンバランスが崩れている可能性があります。

筋肉の細胞にはカルシウム、マグネシウム、クロール、ナトリウム、カリウムなどのイオンが含まれていて、そのバランスが崩れると細胞が過剰に収縮して、「つる」という症状が現れます。

夜に足がつりやすいのは、**長時間、体を動かさずにいるために、血流が低下して、イオンバランスが崩れやすいから**です。また、寝ている時の寝汗によってイオンバランスが崩れてしまうことがあります。バランスが崩れたところで、寝返りを打ったりして急に足を動かすと、筋肉の細胞がキューッと縮こまり「イタタタ……」となるわけです。

患者さんの目の手術をしていても、数十分じっとしているだけで足がつってしまう人が結構います。高齢者だけでなく、50歳代でもそういう人がたくさんいます。

手術室は寒いですし、体を動かせない、そのうえ、緊張もしているので余計につりやすくなってしまうようです。

ではどうしたら良いかというと、イオンバランスのなかでも「カリウム」が不足して足がつっている人が多いので、**イオンバランスを整えるような飲料を飲む**のはおすすめです。糖分が入っているものはカロリー面で心配ですから「特保」認定されている、カロリーオフのものを選ぶと良いでしょう。

それでも続くようなら、マグネシウムやクロールなどが不足している可能性があります。**野菜や果物を意識して食べる**など、要はバランスのとれた食事がイオンバランスを整えるのに必要になります。

大げさに改善するというよりは、普段の食事メニューを思い返してみて、「野菜が少ない」「乳製品が少ない」と分析して、それを意識して食べるようにするだけでも良いのです。

あとは、**水分不足にならないように、「水」を飲むこと**。ちなみに、アルコールやカフェインでは水分不足は補えませんので、あくまで「水」を摂るように心がけましょう。もちろん足の筋肉がしっかりしてくれれば、イオンバランスが多少悪くても血流がよくなり改善されます。ですから運動も効果的です。

家族にいびきを指摘され……友人と旅行する自信がない

起きている時はお化粧や服装で外見を良く見せることができます。声色を使えば、声もかわいらしく変えられますし、無口な雰囲気を出したり、すまして格好をつけることもできます。しかし、寝ている時はどうにもできません。

とくに旅行を楽しむ人にとっては深刻な問題です。近所の人、前からの友人、趣味の仲間など、いろいろな人と旅行をする機会があると思います。ノーメイクの顔を見られるのは仕方がないにしても、いびきをかく姿は見られたくないものですし、「うるさい」と文句を言われるのも避けたいところです。

もちろん「個室にする」というのはかなり有効な方法です。入院患者さんの間のトラブルでも、いびきが原因になることは結構あって、差額ベッド代がかかっても個室を希望する人も少なくありません。本人には悪気がないだけに、とてもかわいそうに思います。

旅行中のいびきを防ぐにはいくつか方法があります。

一番は**アルコールを飲まない**。**または飲みすぎない**ことです。

アルコールを飲むと体の筋肉が緩みます。すると喉の筋肉も緩んでいびきをかきやすくなるのです。鼻詰まりなどがある場合は治療をしておくのも効果的です。「少しぐらいなら……」と思うかもしれませんが、アレルギーによる鼻詰まりがいびきの原因になる人は意外と多いものです。

また、寝方を工夫するのもいびきを予防する策の一つです。上向きに寝ると、いびきをかきやすくなります。顎《あご》が重力で下がって空気の通る気道を押してしまうからです。

ですから横向きに寝るのが正解。ただし、ついつい上向きに寝てしまうという人もいます。そういう場合は背中にタオルを入れておきましょう。するとタオルが邪魔なので、上向きに寝にくくなって横向きに寝ることができます。うまくいく人といかない人がいて、タオルがどこかへいってしまったり、眠りにくいという人もいますが、まずは試してみてください。

ちなみに、逆流性食道炎など胃腸に不調がある場合には、**右を下にした横向きで寝るのがベスト**です。左を下にして寝ると、一旦、胃に到達した食物が逆流して、苦い水が口のなかに上がってきてしまうことがあるからです。

それから、睡眠薬も、いびきの原因になります。

睡眠薬は筋肉を弛緩《しかん》させる働きがあるので、喉の筋肉がゆるみやすいのです。いつもと違う場所で眠るために、興奮や不安で寝入るのに時間がかかるかもしれませんが、旅行中だけは睡眠薬に頼らないようにすればいびきを防げます。

ところで、いびきは太った男性がかきやすいと思われているかもしれません。確かに体重が多い人の場合は首の周りに脂肪がたくさんつきます。すると脂肪が重くて喉の周りを圧迫するので、いびきをかきやすいのです。

しかし、必ずしも肥満だけが理由ではありません。私も、私の父もそうなのですが、**口や顎が小さい人は、いびきをかきやすい**のです。

いびきをかく最大の理由は、「気道が狭くなる」ことにあります。息を吸った時に、狭くなった気道を空気が通り抜けるので、喉が振動して音が出るのです。

気道が狭くなる一番の原因は確かに肥満なのですが、口の奥行きが狭い人や、舌の大きな人や厚みのある人、顎の小さな人、歯並びの悪い人などは、仰向けに寝ると「舌」が行き場を失って気道を塞ぐ傾向があるのです。

ですから「顔が小さくていいね」と、うらやましがられるか細い女性であっても、顎が小さいと、喉を支えている筋肉の力がゆるみ、気道が狭くなりやすいために、いびきをかく人が結構いるのです。

また、いびきをかいていても、ぐっすり眠れていて、日中、眠くなっていなければ健康的には大きな問題はないと考えられます。ただし、いびきに加えて呼吸が止まってしまっていたり、昼間に眠いようなら「睡眠時無呼吸症候群」の可能性が考えられます。一度、いびきや睡眠の専門外来や耳鼻科を受診してみてください。専門病院で「CPAP（シーパップ）」と呼ばれる、酸素を送り込む機械を貸与してもらうとか、歯科医院でご自身に合ったマウスピースをつくってもらうのが良いでしょう。

軽い程度だとマウスピースでも対応できます。旅行中もマウスピースをすれば、いびきを防げることがあります。

お風呂で湯船につかると、かえって疲れてしまう

「夏でも湯船につかりましょう」というせりふ、よく耳にします。自律神経のバランスを整えるためにも、夏でもお湯につかることで体を温めましょうというのが、その理由のようです。

確かに、湯船につかることで血管が広がり、血液循環が良くなりますし、毛穴が開き余分な皮脂が取れやすくなるなどの効果は期待できます。しかし、肩まで湯につかり長時間過ごすと、かえって体に負担がかかることがあります。

とくに、**43度以上の熱いお湯が好きな人は要注意。**血流が急激に良くなることで、脳や心臓の血液が体の末端に急速に移動します。そのうえ、体には水圧がかかっていますから、心拍数や血圧が上昇します。これが脳や心臓に負担をかけ、「お風呂に入って疲れた」という結果を招くのです。

温泉に繰り返し入ると「湯あたり」などといってダウンしてしまうことがありますし、高齢者がお風呂で亡くなる事故があとを絶たないのも、こうした理由があるからです。

では、どうしたら良いかというと、**お湯の温度を「ぬるい」と感じるくらいに設定します。**中高年の男性は、「熱い風呂」が好きな人が多いのですが、一日の疲れの癒《い》やしを優先するなら、温度は下げましょう。

そして、肩まではつからない。本当は、おへその上くらいまでの半身浴がおすすめです。

またお風呂に入る時の注意点として、風呂場の温度が寒い時に湯船の湯温を熱くするのは良くありません。寒いところから急に熱い湯に入ると、まるで露天風呂のようで気持ちよく感じます。けれども実際は、血圧の急な上下動が起きて意識を失ってしまう人もいるのです。お風呂にお湯を張る時、シャワーを使って湯を入れるだけでも、風呂場のなかの温度が上がり、体への負担を減らせます。

それからもう一つ、疲れないための秘策は、**一番風呂は若い人に任せること**。

一番風呂のお湯は、硬いのです。

刺激が強く、肌が弱い方や血圧の上下がきつい方にはよくないので、それを人に任せるのも一つの手です。またほかの人が先に入るとお風呂場が暖かくなるのもさらなるメリットです。つらいことは、人に任せてしまうというスタンスで良いのです。

人に任せるのはちょっと……と思うのであれば、入浴剤を入れましょう。いわゆる

「温泉のもと」は、硫黄の成分が入っているため、かえって刺激になるので避けて、保湿効果がメインの入浴剤がおすすめです。

夕方から夜にかけて元気が出ない。夜更かしもできなくなった

夕方になって体がきつくなってくるのは、一日の疲労がたまってくるのですから当然のこと。目も鼻も内臓も**すべての器官は、朝より夜のほうが、調子が悪くなるものです。これは、若い人でも同じです。**

ただ、若い時はもともとのパワーが十分にあったために、夕方になってパワーが減っても、それほど苦しく感じません。しかし、フルスロットルのパワーが若い頃より落ちてきた中高年は、若い時と朝夕の差は同じでも、夕方は動けないくらい低いパワーになってしまうことがあります。

もし、夕方以降の体がつらいと思うなら、そこは無理しないことです。自分のパワーにあった体の使い方をしましょう。頑張るのは15時までと決めるとか、昼寝をするとか。**とくに知的な活動は午前中に持ってくるのがおすすめです。筋力を使うことは昼過ぎくらいからが適しています。**

これは決して中高年でなく、10〜20代でもいえることです。それから、もう一つ考えてほしいのが、朝、早起きになっていませんか？　ということです。

目が覚める時間が早くなっているのであれば、夕方早くに力尽きても、ちっとも不思議ではありません。朝の活動ができるタイプの人なら、時間を少し早めて活動するようにすれば辻褄《つじつま》は合うはずです。

仕事の時間や、お店の開店時間は変わっていなくても、自分自身の時計はサマータイムになっていると考えてください。

また、夜だらだら起きているのは、正直、体にとって良いことではありません。電気のなかった時代は、夜はみんな寝ていたのです。それが自然の摂理で、人間の体を維持するため理にかなった行動になります。夜、人間がこんなに活動するようになってから、まだ100年も経っていません。

ですから、夕方は疲れて当たり前。夜は寝るもの。そう考えて、年だからと悩まないでください。

酒を飲むと頭が痛くなるし、アルコールに弱くなった

ある一定の年齢を超えると、急に酒に酔いやすくなったとか、翌日になってもアルコールが抜けにくくなったと感じると思います。それは、**アルコールを代謝するのに時間がかかるようになったから**です。

アルコールは体内に入ると、胃や腸で消化吸収されたあと、肝臓に運ばれアセトアルデヒドという有害物質に分解されます。有害な物質は、私たちが体内で持っている酵素を使って酢酸に分解されるのですが、お酒に弱い人はこの酵素が少なく、血液中

に有害物質が流れてしまうために、顔が赤くなったり、頭痛や吐き気をもよおしたりします。

欧米人に比べて日本人は、遺伝的にアルコールを解毒する酵素の量が少ないといわれていますから、欧米人より酒に弱い人が多いのです。

そのうえ、アルコールを分解する力は年齢とともに衰えていきます。アルコールからつくられた有害物質が体のなかに残っている時間が長くなるのです。そのために、酔いやすいだけでなく、アルコールが抜けにくくなっていきます。

「若い頃はいくらでも飲めたのに……」と、嘆く人もいるのですが、要は**代謝スピードの問題ですから、ゆっくり飲めば問題はない**のです。

つまりはちょっとのお酒で酔えるようになったので得です。良いお酒を、少量楽しむ、大人の飲み方を始めるきっかけだと思いましょう。

第６章

絶対人に言えない！
案外、深刻な悩み

おならが勝手に出てしまうんですけれど……

おならをするのはマナー違反、恥ずかしいこととされています。

恋人時代は相手の前でおならをしなかったのに、結婚したら「プッ」「プッ」と恥じらいなくおならができるようになったという人も多いでしょう。これはいいことです。

そもそもおならとは、本来は肺のほうにいく空気が、食道に入ってしまった場合の排出作業です。とくに炭酸飲料を飲んだ時や、会話しながら食事をすると、空気が食道に入りやすくなり、食事中や食後にげっぷが出やすくなります。

ところが、げっぷを我慢したり、うまく出せなかったりすると、空気は消化管の中を食べ物と一緒に通っていくしかなくなります。そうして最終的に肛門までたどりつき、「おなら」になるのです。

おなら自体は悪いことではありません。我慢するほうが良くありませんから、家庭内なら、状況を理解してもらうようにしましょう。

とはいえ、外出時やオフィスでところ構わず……というわけにはいきません。少しお腹が張っていると感じたら、腸の中に空気がたまっているので、なるべくトイレでおならをするようにする。そんな工夫が必要になります。

でも、そのちょっと我慢がなかなかできず、**思いがけないところで「プッ」と出てしまうようになった**。あなただけと思っているかもしれませんが、意外とこういう人は多いのです。原因は肛門括約筋《かつやくきん》にあります。おならも便も、肛門括約筋をぎゅっと締めることで我慢できているのですが、筋肉を締める力が弱くなってくると、自分の意図しない時におならが出てしまうのです。

コントロールできるようにするには、**肛門括約筋を鍛えることです**。

体の筋肉を鍛えるのと同じで、肛門括約筋も日々のちょっとしたトレーニングで、筋力を高めることができます。

椅子に軽く座り、肩幅くらい足を広げます。

そして、お尻の穴と、女性の場合は膣《ちつ》も一緒にグッと締めるイメージです。十秒くらい締めたら、力を抜く。これを一日数回やるだけで、全然変わってきます。

なにしろ、便を出す時以外には使わない筋肉ですから、意図的に使わなければ鍛えることはできません。電車のなかでも、オフィスでもいつでもできます。立ったままでも構いません。

おならを我慢できるだけでなく、自分で「今は出さない」というコントロールもできるようになります。

私もこの筋肉は弱いほうなので、電車で便をしたくなった時や、大事な場でおならが出そうになった時は本当に苦労します。トイレに行こうとしたらすでに誰か入っている時なども、他のトイレに行こうか、それとも待とうか真剣に悩みます。そんなことを減らすためにも肛門括約筋のトレーニングは効果的です。

◉肛門括約筋トレーニング

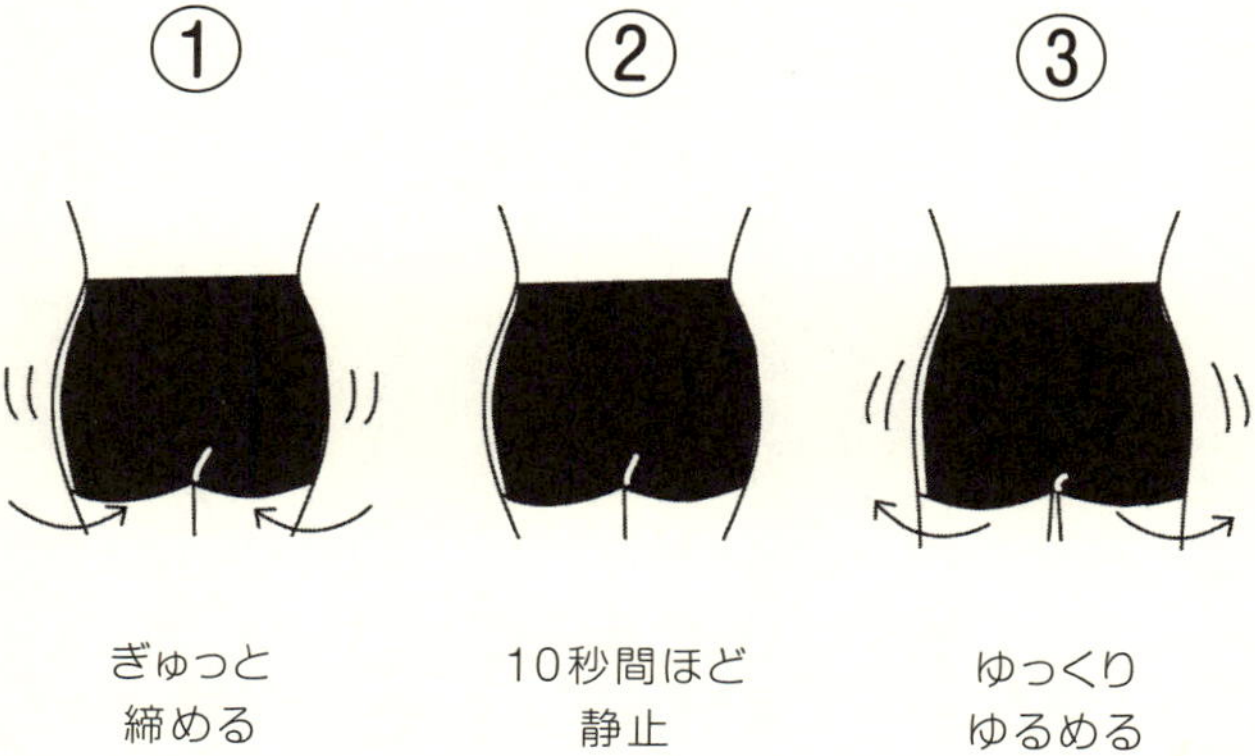

①〜③を、2〜3回繰り返します。

人より多い気がする……トイレに行く回数が増えた

トイレを見つけると「行っておこう」とか、1時間ごとに「行かないと不安」と、今すぐ行きたいわけでもないのに行ってしまう。それを見て年は取りたくないな、なんて言う人がいます。でも、本当に年齢のせいでしょうか？

実は、**早め早めにトイレタイムを取ってしまう習慣が、トイレに行く回数を増やしてしまっている**のです。つまり年齢も要素ではありますが、その習慣を続けたことが原因なのです。

私も手術があってどうしても手術中にトイレに行けない時があります。そういう時は、こまめにトイレに行って予防的に排尿します。すると普段でも「それほどたまっていないのにトイレに行きたくなる」ということがあります。みなさんもそんな経験、ないでしょうか？

膀胱《ぼうこう》にためられる尿の量のうち、70％くらいでトイレに行けば十分なはずですが、作業の前に行っておこうとか、人が行くから一緒に行っておこうと考えると、20％や30％の段階でトイレに行くことになってしまいます。

すると、脳は「20％たまったタイミングがトイレに行く好機」と判断するようになります。これが続くと、膀胱が尿をためる力も弱まってきます。

その結果、膀胱からしょっちゅう「トイレに行きたい」という信号が発せられるようになってしまうのです。

一日に何回トイレに行くかは、個人差があるので標準値はありません。

ただ、以前より明らかに回数が増えているなら、「行きたい」と感じるまでトイレには行かないようにしてみましょう。少しずつ、膀胱にためられる尿量が回復するはずです。尿もれにも効果的な方法です。

くしゃみがオッサンぽくなった

若い女性は「くしゅん」とか「くちゅん」とかわいらしいくしゃみをしますが、オッサンは「フェ～クション！」「ブェ～ッション！」と豪快にくしゃみをする。女性は、オッサンのくしゃみの仕方に、不衛生とか品がないとか、嫌悪感を抱くかもしれません。

ところが、ある程度の年齢になると、女性でもオッサンのような豪快なくしゃみをする人が見受けられます。その理由の一つとしてあるのは、**今まで通りのくしゃみでは、出し切れないからです。**

おしとやかに「くしゅん」とした程度では、鼻の中に詰まった異物を外に放出しきれない。だから全力で出しにかかっているのです。もともと、くしゃみというのは上半身全体の筋肉を使っています。くしゃみをした時に「尿もれ」してしまうのも、お腹に圧がかかるからです。

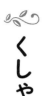

以前は、たいした力を使わなくてもくしゃみが出せていたのに、筋力が衰えてくると、**思い切り力を入れないと空気を吐き出すことができなくなる。**だから豪快なくしゃみになってしまうのです。とくに気をつけてほしいのは、タバコを吸う人です。痰《たん》が絡みやすいので、さらに豪快なくしゃみが必要になります。

また、ホコリっぽいところや、乾燥した場所では、鼻のなかや喉がカサカサして、余計にくしゃみがオッサンぽくなることがあります。

とはいえ、くしゃみを出したい時に、「かわいく出そう！」と意識すると、中途半端なくしゃみになって、鼻水や涙が出るわりにはすっきりせず気分がよくありません。周囲に迷惑がかからないよう、ハンカチや手で覆いながら、思い切り「ハ〜クション！」と出しましょう。

実は尿もれするようになってしまった

「尿もれ」というと、年齢を意識せずにはいられません。

◉男女別　軽失禁の実態

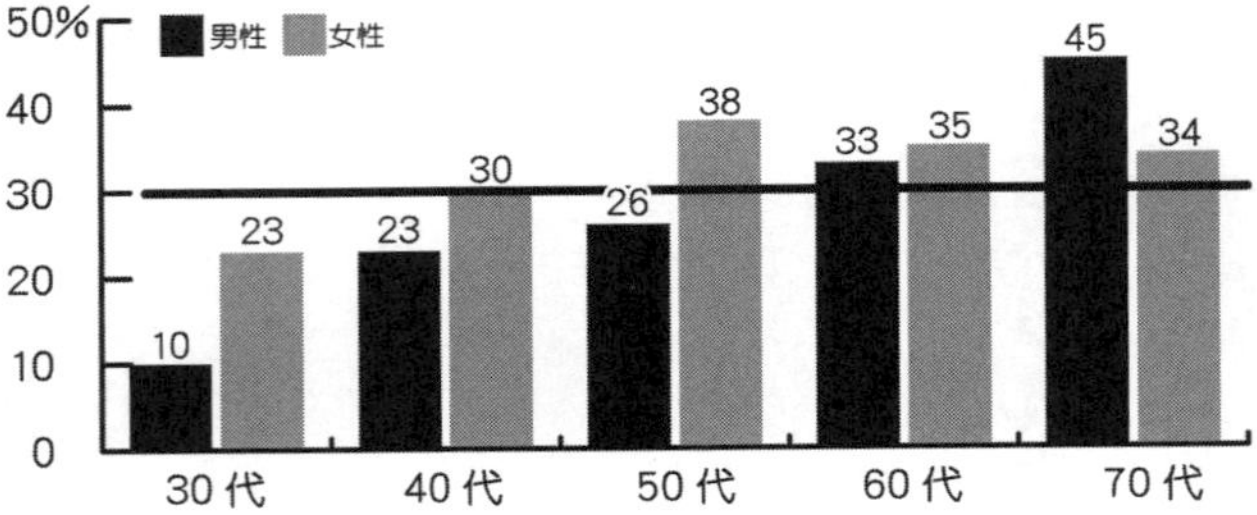

30～79歳　男性614人　女性642人（2017年、花王調べ）

しかし、花王の調査によれば、上図のように女性ならすでに30代で23％が尿もれを感じています。確かにその後も40代で30％と増えますが、60代で35％、70代で34％にとどまり、どんどん増えるわけではありません。ですから「女性の尿もれは実は若いうちからある」のです。けれども他の人に尿もれを**相談できるようになる年齢になって初めて「周りにも尿もれの人がいるんだ」と分かるので、「高齢になってからのもの」という印象がある**のです。

一方、男性の場合は30代では10％なのに、70代では45％と増えます。男性の場合は年齢が大きく影響しています。私もそうですが、男性の場合は年齢とともにおしっこの切れが悪くなるのです。

尿もれする場合には、大きく三つのケースが考えられます。

一つめは「腹圧《ふくあつ》性尿失禁」によるものです。咳やくしゃみをした時、笑った時、重いものを持ち上げた時、立ち上がった時など、お腹に圧がかかった時にちょっと出てしまう。これは女性に多いケースなのですが、尿を出すための筋肉の力が弱くなっているためです。

二つめは、抑えられない強い尿意が突然起こり、結構大量にもらしてしまう「切迫性尿失禁」のタイプ。こちらは膀胱の筋肉が過剰に活動する、あるいは収縮力が弱くなっているのが原因と考えられています。

三つめは男性に多い「溢流《いつりゅう》性尿失禁」。膀胱にたくさんの尿がたまりすぎて尿道からあふれ出す場合と、尿を出したいのにうまく出せず、意図しない時に少しずつもれてしまう場合があります。

「前立腺肥大」の症状の一つでもあり、トイレでおしっこを出し切ったつもりが、パンツを穿いたあとに少しもれてしまうのも、このタイプの尿失禁です。ちなみに前立腺肥大は、男性の5人に1人が経験します。

尿もれを防ぐ第一歩は、尿を出す時に使う筋肉を鍛えること。聞いたことがあると思いますが**「骨盤底筋」のトレーニングが有効**です。

やり方は簡単。仰向けに寝て、膝を軽く曲げてリラックス。そこから肛門と尿道（女性の場合は膣も）をお腹側にグッと引き上げるようにして浮かせ、肛門と尿道（と膣）をぎゅっと締めて30秒間キープ。これを1日10回行ないましょう。

それから、「尿の記録」をつけてみるのも改善策の一つになります。

164ページ「人より多い気がする……トイレに行く回数が増えた」の項でも説明しましたが、トイレに行く回数が多すぎて、尿がたまっていないのにトイレに行く習慣がついてしまうと、尿を我慢する力や、尿のサイクルが狂ってしまいます。

水分をいつ、どれくらい摂取したか、そしていつトイレに行ったか、いつどんなタイミングで尿もれしたかを記録してみましょう。3〜4日記録すると、尿もれしやすいタイミングが見えてきますし、泌尿器科を受診する際も、この記録はとても役に立ちます。

◉骨盤底筋トレーニング

①仰向けに寝て膝を立てます

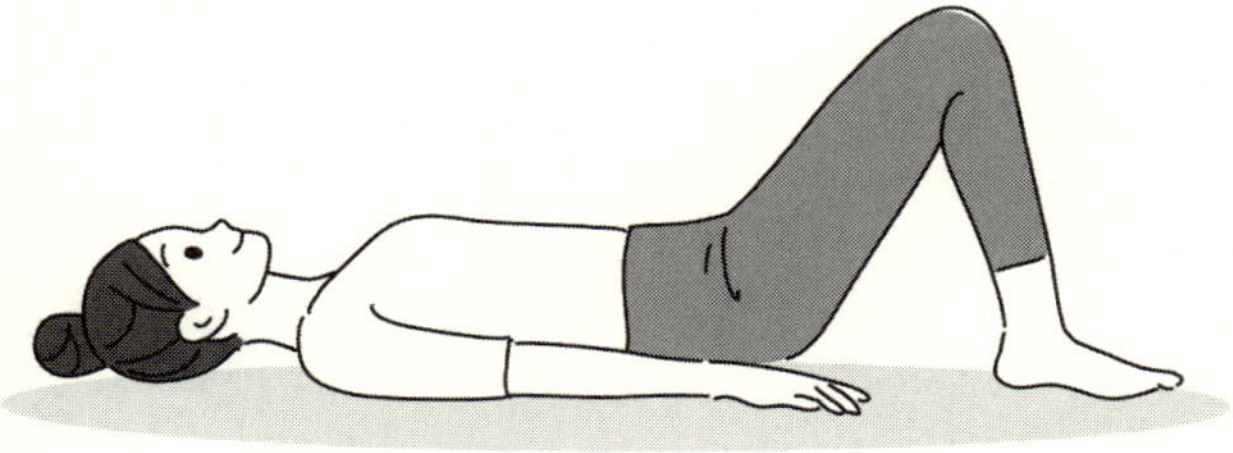

②肛門と尿道を締めながら腰を浮かせ
30 秒間キープします

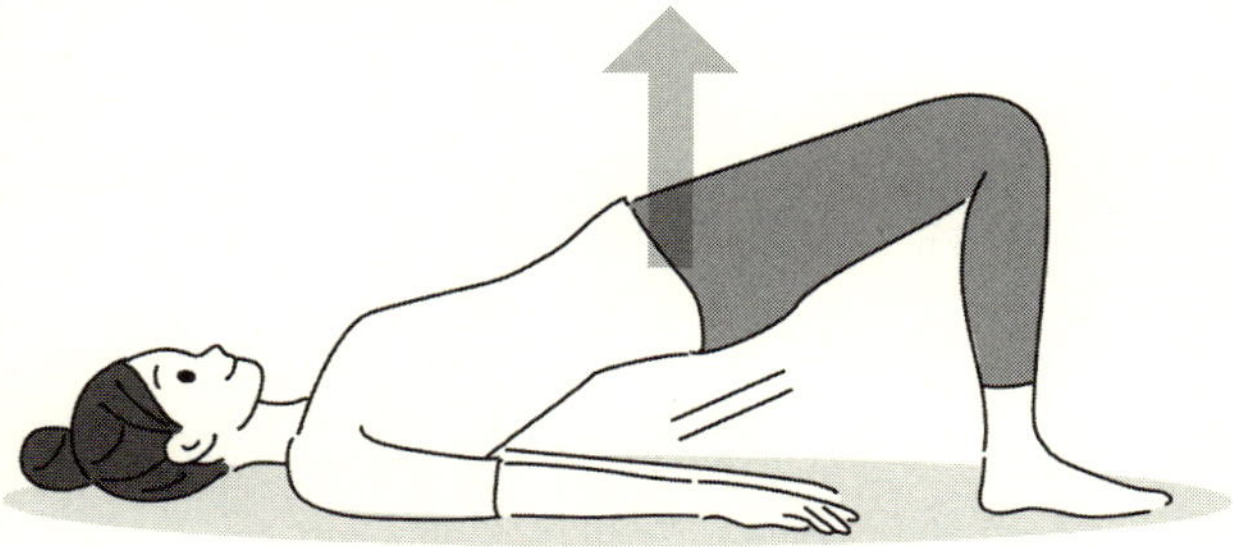

大好きな旅行もトイレのことが心配で楽しめない

尿もれに対しては、みなさん良くないイメージを持っています。このまま認知症になるのかも、悪い病気の前兆なのかもしれないと悩むわりに、誰かに相談できずにそのままにしているようです。

しかし、168ページでデータを提示した通り、実際は結構な人が尿もれしています。女性の生理用品コーナーの半分は「尿もれパッド」が占めているほどです。だから、普通のことだと思ってください。

それに、尿もれは年のせいばかりではありません。出産経験のある女性は、30代、40代でも尿もれしている人はたくさんいます。ただ、女性はもともと「ナプキン」を使用する習慣があるから、「尿もれパッド」を抵抗なく使えるようです。

尿もれの問題に向き合う必要があるのは、どちらかといえば男性のほうかもしれません。

洗濯するのが奥さんだと、汚れた下着をそのまま洗濯機に放り込むのはちょっと抵抗がありますよね。でも、仕方なく投げ入れてしまう。すると、奥さんは夫の尿もれに気づき「汚い！」と嫌悪の表情で夫を見るようになる。そんなふうになると、なんだか夫婦関係がぎくしゃくしてしまいます。

男性の尿もれに関しては、前述した通り、前立腺肥大によることが圧倒的に多いです。原因は男性ホルモンに関与していると言われていますが、はっきりしたことは分かっていません。前立腺という分泌腺に余分な水分や老廃物がたまる。要は「むくみ」のようになり、前立腺そのものが肥大してしまう状態です。

服薬だけで改善できるケースが多々ありますから、必ず泌尿器科を受診してください。そして、家族にも病気のことを伝えましょう。そして勇気を出して、パンツ型のおむつにチャレンジしてみましょう。

女性の尿もれはトイレに行く前に出てしまうケースが多いのですが、男性の場合は**おしっこの切れが悪くなる**ところから始まります。トイレに行って、ジャーッとして「はい、終わり」ってズボンのファスナーを上げたところで「もう一声、ちょろっ」みたいな感じ。これが始まったら、泌尿器科の受診とパンツ型おむつをつけることを考えましょう。

というのも、下着についた尿の匂いは、意外に周囲に気づかれてしまうものだからです。本人は慣れもあるし、嗅覚《きゅうかく》がちょっと弱くなってきたりしていると「大丈夫」だと思ってしまう。でも、もし周りの人が「あの人、匂うね」と陰で言っていたらショックです。

公共交通機関の運転手さんのように、自由にトイレに行けない仕事の人は、割り切って早くからおむつを使っている人は案外多いのです。

それから、これは男性でも女性でもですが、トイレの心配があって、旅行ができないと嘆く人がいます。一つの解決策としては、トイレがついている交通機関を使うこと。最近は長距離バスでもトイレつきが増えていますから、予約する前や乗車する前に確認するといいと思います。

とはいえ、「行きたい」と思った時に、「使用中」だと真っ青になります。そこで、尿もれの心配があるのであれば、**おむつに排尿をする練習をしておきましょう。**

最初はおむつをしたまま、自宅の便器で出してみます。よく介護職の方や、看護師さんも体験していると聞きます。私も挑戦してみましたが、なかなか出せるものではありません。何日か挑戦してようやく……できました。

トイレで出せたら、今度はトイレ以外の場所でおむつに排尿してみる。これができるようになると、旅行中も安心できます。「おむつでできる」という自信がつくと、意外に「トイレ、トイレ」と気負わずに過ごせるようになるものです。

脇の下、首、背中にイボが出現！カッコ悪いから取りたい

ある日気づいたら、小さなイボがブツブツとでき始めていた……。それまできれいな肌質だった人ほど気になる症状です。年齢でイボができると思われがちですが、年齢よりはウイルス感染や日光による刺激というのが大きな原因です。

むしり取ってしまえ！　と、自分で引っ掻《か》いてしまう人がいるのですが、控えましょう。菌が入ったり、傷跡が残ったりする原因になる可能性があります。

取っても取っても、繰り返しイボが出てくる場合は、「ヒトパピローマウイルス」というウイルスが関与していることが多いようです。このウイルスは子宮頸《けい》がんの原因にもなるウイルスで、ウイルスが存在している部分すべてを焼いたり、切除すれば再発しないのですが、見えているイボを取っただけでは、ウイルスが残ってしまい、再び出てきてしまいます。

イボが気になる場合は、「ナスのへたをつける」といった民間療法に頼らずに、皮膚科を受診したほうが早く治療できます。

もしかすると皮膚科で相談して、「放っておいてください」と言われたことがあるとか、一度取っても再発したという人もいるかもしれません。そういう人の話を聞いて、「皮膚科にかかるほどでは……」と躊躇《ちゅうちょ》する人もいるでしょう。

しかし、受診してみると、意外と簡単に治るタイプの人のほうが多いようです。

また最近、イボが増えてきたのは自覚していたけれど「まあ、普通のイボだからいいか」と放置していたら、レーザートレラー症候群という、内臓のがんから派生したイボであったという症例もありますから、やはり受診しておいたほうがいいでしょう。

加えて、イボから出血する、形がいびつである、黒っぽい、ぐちゃっとしているなど、**「きれいな丸いイボ以外」は、皮膚科で必ず診察を受けてください。**

重篤な病気が関連していないイボと診断された場合は、物理的な刺激でできやすいようです。首や脇は衣服のすれが原因になっていることがありますし、目をよくこする人は瞼にできてしまうこともあります。皮膚を傷つけないように、ソフトな生地の衣服を選ぶとか、むやみに皮膚をこすらない工夫が必要になります。

最近、目が小さくなってきた？ おでこの横ジワも気になる……

よく外来でも「目が小さくなった」とおっしゃる方がいます。何となく見た目として嫌だなとか、年齢を感じるなと思うようです。女性に限らず男性でも、以前との変化に違和感を持ってしまうようです。もちろん、はたからみると「優しい雰囲気でいい」と良い印象を持たれる特徴でもあるのですが、でも気になる。気にはなるが美容外科で手術したいとかそういうのでもない。

まず事実として、年齢を重ねたからといって目が小さくなることはありません。

目が小さくなっているのではなくて瞼が下がって、黒目の上部が隠れてきているのが原因です。眼科的には「眼瞼下垂《がんけんかすい》」と呼びます。瞼を支える組織と皮膚をつなぐ結合がゆるんでくるため、年齢が上がると誰でも少しずつ、自分でも気がつかないペースで瞼は下がってくるものです。瞼が下がると十分に目が開けないので、目が小さく見えてしまいます。

瞼を上げる組織のゆるみは年齢だけで起こるのではありません。

とくに、ハードコンタクトレンズを使用してきた人は要注意。瞼を引き上げる筋肉は、瞼の内側にあります。ハードコンタクトレンズがその部分に当たって、まばたきをするたびにダメージを与えてしまうため、瞼が下がってしまうのです。

それ以外にもかゆくて無意識に瞼をこするのも刺激になります。こんな生活をしていると、30～40代でも瞼が下がってしまいます。つまり普段の生活が重要です。

ですから、ソフトコンタクトレンズかメガネに替えるのが方法の一つです。さらにはこまめに目薬を使用して、コンタクトなどによるダメージを少しでも防ぐようにしたいもの。花粉症でかゆくてついついこすったりかいてしまう場合は我慢せず治療をして、かかないですむようにしておくと安心です。

瞼の下がりは目が小さく見えるだけではなく、おでこのシワもつくります。

瞼が下がることとおでこのシワは、一見、関係なさそうに思えます。むしろ瞼が下がったら引っ張られて、おでこのシワが伸びそうにさえ感じますが、実は密接な関係があるのです。

下がった瞼で目が隠れてしまうと、上部の視野が狭くなります。

これでは見えづらくて困ります。ではどうするかというと、無意識におでこの筋肉を使って、眉毛から瞼までを一気に引き上げようとするのです。

この時、眉毛の上にある前頭筋という筋肉を使っているのですが、前頭筋に力が入るとおでこに横ジワができるのです。

知らず知らずのうちに邪魔な瞼を引き上げて視野を広げようとしますから、物を見るたびに眉毛が上がり、おでこに横ジワができるようになります。そのうち、シワが

◉なぜおでこにシワができるか

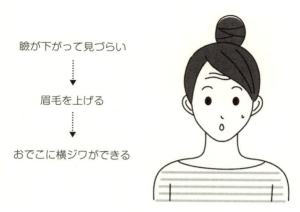

瞼が下がって見づらい

↓

眉毛を上げる

↓

おでこに横ジワができる

固定して、力を入れなくても横ジワが目立つようになるかもしれません。

なかには、「見た目はさほど気にしない」とおっしゃる人もいるかもしれませんが瞼の下がりは、体の不調を生む原因になることもあります。ちょっとした仕草ではあるのですが、一日に何十分と繰り返していくと、次第に**肩こりや頭痛が起こり始めてしまうのです。**

でも心配はいりません。普段の生活で瞼を上げてしっかり見なければいけないものは、それほど多くはないからです。あるとすれば、パソコンやテレビです。パソコンやテレビを見る時に、つい、顎が上がってしまうという人は、ガス圧式の椅子を用意しましょう。

オフィスで利用されている、簡単なレバー操作で椅子の高さを調整できるあれです。使用する時には、**パソコンの画面が自分の目の高さよりやや下の位置で、足が床につく位置に高さを合わせます。**足裏全体が床につかないようであれば、踏み台などを置いて足を安定させましょう。

読書や書類を書く時にも、背筋を楽に伸ばして、目線が斜め下になるように椅子の高さを調整すると、視野が広くなりますし、肩の力が抜けて楽になるはずです。

自分の姿勢を変えようなんて大変です。そうではなくて道具を変えれば良いのです。

文明人である我々はいろいろな道具を開発しています。それなのに文明に逆らって道具を使わないのはもったいないことです。

ちなみに瞼の手術は美容外科が専門のように思われているのですが、美容外科に抵抗があるというのであれば、眼科でも治療ができます。

顔が大きくなった気がする。
とくに朝、鏡で顔の大きさにドンビキ

ある朝、鏡を見たら「いつもより顔が大きくなっている！」と、驚くと同時に、悲しい気持ちになってしまう人がいます。でも、「顔が大きくなってきた」と心配する必要はありません。成人後、顔の骨格は、そうそう大きくなりません。むくみということが多いでしょう。

若い頃はむくみがなかった、と思うかもしれません。でもそれは本当に「若いから」だったのでしょうか？　そうではなくて「運動をもっとしていた」のではないでしょうか？

私たちの血液は、心臓のポンプによって全身に流れていきます。きれいな血液を流す動脈は、血液がさらさらしていることもあって比較的流れが良いのですが、汚れた血液を体中から集めて戻す静脈は流れが悪くなりがちです。

血液の質、ポンプの機能など原因はいろいろありますが、いずれにしても、汚い血液を戻してくるのは、けっこう大変な作業なのです。

流れが悪くなってくると、老廃物がある部分にたまり「むくみ」になります。日中は立ったり座ったりしているので気になりませんが、夕方になると足に老廃物がたまって「足がむくむ」のです。また、寝ている時には、顔の血管に老廃物が滞《とどこお》りやすくなり「顔がむくむ」ことになるのです。

そのサポートをしてくれるのが全身の筋肉です。筋肉を使えていれば、一カ所に老廃物がたまることはなく、むくみを予防できます。ですからこまめに動いている人や、運動をしている人はむくみにくいのです。つまり、年だからではなくて「運動が少ないから」むくむのです。

私もそうですが、10代の頃は学校で休み時間に運動をしたり、外で遊んだりして、日常的に体を動かしていました。けれども、20代、30代と年齢を重ねるにつれて「ジムで体を動かそう」「趣味で○○をやる」と、意識的な運動習慣がないと日常ではなかなか体を動かす機会がなくなります。

無理せずに「むくんでも、しばらくたてば治る」のであれば、座って静かに過ごせば問題ありません。運動は面倒なもの。毎日どんどん運動しましょうといわれても、なかなか「はい、そうですか」とはなりません。では、どうするか。意外にみなさん、むくみ対策を知らぬ間にやっているかもしれません。

ちょっと疲れた時、仕事を頑張った時など、肩をぐるぐる回したり、首を倒したりすることがありますが、あれが、自然に血液の流れをよくするためのストレッチになっています。運動をしなくなった分、自身で体の手入れをしていたのです。

痛みのない範囲で、**肩を前後に10回ずつ回し、首を左右に5回ずつ倒すだけ**でも血流改善になります。加えて、首から鎖骨にかけて指で軽くさすると、顔のむくみ解消に役立ちます。

それから、ここが大切なポイントになりますが、顔がむくむのが嫌だからと、就寝前の水分を控えることはしないでください。老廃物が流れにくくなり、ますます血流が滞ってしまいます。アルコールの飲みすぎはむくみの原因になるので、翌日、大切な予定があるなら、アルコールは控えるようにしましょう。

やらなくちゃと思ってもできない……掃除をする回数が明らかに減った

掃除をする回数は、別に減ってもいいんじゃないでしょうか。一人暮らしや二人暮らしならなおのこと、家のなかもそんなに汚れませんから、毎日掃除をする必要がそもそもないのです。

①足元につまずくようなものを置かない、②夜トイレに行く動線は片づけておく、この二つさえ守れていれば、部屋が片づいていないとしても、本人にとってはあまり困らないことです。

自分のなかで、毎日掃除しなければ気がすまない場所があるなら、それは習慣化して続けてください。でも「やらなくちゃ」「やるべきだ」と思ってできないのなら、「やらなくちゃ」と思うこと自体をやめましょう。

パソコンがフリーズして、砂時計やカラーボールがずっと表示されているのってイライラしませんか？「やらなくちゃ」を抱えているのって、あの状態によく似ています。起動しているから他のことはできず、かといって進められない状態。**「認知機能の無駄使い」になってしまいます。**そんな時には強制終了。「やらなくて良いこと」にして、もう考えない。

それでも気になるのであれば、1カ月とか、3カ月とかの単位で「○○をやる日」をつくります。毎月1日はお風呂を丁寧に掃除する日、のように決めるのです。そうすれば、それまでの間は「やらなくて良い日」となって、気持ちがすっきりします。

高齢の方に多いのですが、腰や膝が痛いと嘆きながら、毎日のように布団を干す人とか、四つん這《ば》いで床の拭《ふ》き掃除をする人がいます。やりたいならやってもらって良いのですが、それでまた、腰痛がひどくなっては本末転倒ですよね。

布団乾燥機や床拭きのできる掃除機も発売されていますから、昔の方法に固執しないで、今の体調や家族の人数にあったやり方をする。もしくは、頻度を低くするようにしたら、楽になります。

ただ、時々あるのが、帰省した娘さんやお嫁さんから「ここ汚れてる」とか「食器がきれいに洗えていない」と言われてしまうパターンです。言われたほうは本当にショックです。なぜなら、**汚れていることに気づいていないからです。**

目が悪くなってくると、汚れやホコリも見えにくいし、食器に食べかすが残っていても気づかない。本当はそれくらいゆるい感じで十分なのですが、若い人に言われるのは悲しいですよね。

そんな時には、部屋を明るくして写真に撮ってみるのがおすすめです。撮った写真を拡大してみると、今まで気づかなかった汚れが目に入ってきます。娘が家に来る前に写真を撮ってから掃除すると、厳しい若い目に対抗できるかもしれません。

頭にくると黙っていられない！コールセンターの対応にイライラする

クレーマーという言葉、昔はありませんでした。というのも、社会的に困ったことがあって苦情を言うと、相手は「ごめんなさい。これから気をつけます」と答えるのが日本の文化だったからです。もちろん、文句を言う側も、怒鳴りつけたりせず「こういう理由で良くないよ」と、冷静に伝える人が多かったように思います。

もちろん変わった人もいましたが、「あの人は変わっているから」と誰もが分かっていました。実際、今でも地域によってはご近所さんに個性を理解されたりしています。

それが、いつの頃からか、苦情を言う側は最初からキレモード。言われる側は「こいつ、うるせーな」という態度が出ていたり、聞く耳持たずだったり。これではみんなが過ごしやすい社会をつくるのは難しくなってしまいます。

少し前に私が遭遇したことをお話ししましょう。下校途中の小学生が、よく車の通る道路の赤信号を、ふざけながら5～6人で走って渡っていました。交差点に入ってきた車は、子どもたちを確認して急ブレーキをかけました。ドライバーは窓から顔を出して「こらー、危ないじゃないか！」と叫びました。

私が子どもの頃だったら、みんなシュンとなって「ごめんなさい」と頭を下げた場面ですが、その子たちは「イェーイ」「ばーか」「知らねーよ」などと口にしながら走って逃げていったのです。

そして、驚いたことに周りにいた大人は、その様子を笑って見ているのです。私は車に乗っていましたから、その場に停車できず走り去るしかありませんでしたが、子どもの見守り方がちょっとまずい方向にいっているなと感じました。

だから、頭にきて黙っていられないのは、決して悪いことではないと思います。社会人として正しいことを伝えるためなら、ちゃんと発言して良いのです。とはいってもキレる若者から暴力を受けないように注意が必要ですが。

それから、コールセンターなどで理不尽な対応をされれば、年齢に関係なく若い人だって頭にくるものです。

ただ、「待たされる」ことに関しては、年齢が上がるほど我慢できなくなるという事実は知っておいたほうが良いでしょう。というのも、**同じ時間待たされた場合、高齢になると若い頃の2倍、3倍も長く感じるようになってきます**。106ページ「『自分の人生、残り少ないなぁ』『人生って短いなぁ』とため息が出てしまう」の項でも解説しましたが、人生の残りが短くなってくると、時間は大切になるのです。だから、「待つ」のが苦しいのです。

しかも、待っている時には、受話器を握り続けて、「ただいま、電話が大変混雑しております——」のアナウンスを聞き続けているから余計にしんどいのです。

コールセンターで働いている友人に聞くと、開口一番「いつまで待たせるんだ！」と怒鳴るのは、たいてい高齢の方だそうです。若い人は、電話をスピーカーモードにして、別のことをしているのでしょう。オペレーターが「お待たせしました」と声を発してから、数秒あいて「あっ、つながったね」と会話がスタートするそうです。

長く待たされたあと、ようやく会話が始まると、オペレーターは若い声。自分よりはるかに年下の人間と話をしなければならず、それもイライラする原因になるでしょう。上から物を言われているように感じてしまうこともある。とはいえ、その場だけのお付き合いです。こちらが気持ちよくなるように、会話しましょう。

それには、**「分からないから、丁寧に教えてください」と言ってしまうのが一番です。**そして電話の終わりに「分かりやすかったです、ありがとう」と言ってみてください。受話器を置いた時に、「良い人」になった気分になれます。

人間って不思議なもので、**いろんなことに不満を持っていると、次に起きることにも不満を抱きやすい**のです。

病院でも、待ち時間が長いと、隣に座っている人のおしゃべりの声をうるさく感じ、子どもが騒ぐとイライラ、診察では看護師さんの扱いをぞんざいに感じ、医師の説明にも納得ができない。会計の態度にもむかつき、ついでに病院を出たら雨が降ってきて「なんて日だ！」と叫びたくなる。

これは不満スパイラルが日常的な人の例です。それでも自分は良いと思っているなら直す必要はありません。

でも、もしそこで、待合室で椅子に座れるようにつめてくれた若者がいたら「ありがとう」と言ってみる。「順番まだですか?」と受付の人に聞いて「もう少しお待ちください」と言われたら「忙しいのに対応してくれてありがとう」と言ってみる。

その小さな感謝が、次に起きることに良い感情を与えてくれます。子どもが騒いでいても「元気な子どもたちが、これからの日本を支えてくれる」と思えますし、雨が降ってきたら「作物が育つ」と思えます。

大げさに感じるかもしれませんが、不満と感謝のどちらを選択するかで、笑顔になれる回数が大きく変わってくるものです。

欲しいものがない。好きなこと、やりたいこともない

好きなことややりたいことが明確ではない。これ、全然、悪いことではありません！

物欲に駆られて生き続けるのは、かなり苦しいことです。若いうちは、あれもこれもと欲張るのが楽しい人生のように錯覚しますが、実は、食欲、性欲、物欲なんかは、少なくなったほうが楽に生きられます。

実際、患者さんからも、「欲しいものがない」「食べたいものがない」「行きたい旅行先もない」と悩みを打ち明けられることがあります。うつというわけではないです。

そういう悩みを持つ人たちの本音は、「好きなことが特別あるわけじゃない私は、この先、何を楽しみに生きていけばいいのだろう」というところなのだと思います。

実はこの、「好きなことを大切にする」という発想は、西洋の思想で、元来の日本人が持っている東洋思想とは違う感覚です。仏教では「欲は捨てなさい」というのが

基本の教えですから。

西洋、とくにアメリカ人は「好き」と「嫌い」をはっきり分ける文化を持っています。「私とはこういう人間で、好きなものはこれ、嫌いなものはこれ」と明確に言える。そして「好きなことをして生きる人生が素晴らしい」という信念を持っています。

そんな西洋の考えを押しつけられて、苦しんでいる日本人がいるのは残念でなりません。押しつけに従う必要なんて、まったくないのです。昔から日本人は、与えられた環境でコツコツと生きてきたのです。

「好きなこと」などというワードに縛られず、日常の当たり前の生活のなかで「今日のご飯は美味しく炊けた」「きれいな夕日を見られた」なんていう、振れ幅の小さな感情の変化で幸せを得られる、繊細な感性をもともと持っているのです。

なのに、「好きなことを見つけなければ、趣味を見つけなければ、ビッグイベントに参加しなければ、幸せとは言えない」と考えるからつらくなってしまうのです。

ただ、社会がそちらのほうへ向けさせているのも事実です。ＣＭやテレビ、インターネット上でも、盛んにさまざまなイベントが紹介され、新商品が宣伝され、「どんどん楽しいことしてください」と言わんばかりの情報が否応なしに入ってきます。

その理由は、単純にお金を使ってほしいから。国も経済を回したいから、「楽しいことをしましょう！」と、プレミアムフライデーという言葉をつくったわけです。

でも、その歯車にみんなが乗らなくてもいいし、世間のいう理想的な人生を追い求める必要もありません。

最近は、ＳＮＳで素敵なライフスタイルや日常を切り取って発信する人が増えました。すると、ほとんどの人が「好きなもの」に囲まれて、「素敵な人生」を送っているように錯覚しますが、それはその人の、ほんの一部であることは間違いありませんし、もっと言ってしまえば加工された嘘の情報かもしれない。だから、うらやましがる必要なんてまったくありません。

家でゴロゴロテレビを観るのが幸せなら、それで良いのです。想像してみてください。快活に旅行やスポーツを楽しんでいた人が、ある日突然、病気になったり、足や腰が不調になったりして、外出が急に不自由になったら、「友達は、今ごろ熱海かしら……」なんてちょっとがっかりして、きついですよね。

でも、それまでテレビや読書が趣味だった人は、それほど日常が変わらない。どっちが晩年幸せかって考えると、テレビを観るのが趣味の人もいいなって思えませんか。欲がない、特別好きなことがない。だからこそ、私の人生の後半は穏やかで素敵になると、自信を持って良いのです。

友達が少ない。というか、友達がいない

気の合う友達と過ごす時間は楽しいものです。でも、必ずどちらかが先に亡くなりますし、そこまでいかなくても遠くに引っ越してしまい、簡単には会えなくなってしまう可能性もあります。

学生時代なら、クラスがかわるごとに友達がつくれたかもしれませんが、大人になって友達を失ったときの喪失感はとても大きくて、友達のあとを追うように亡くなってしまう高齢者もいるほどです。

ですから、大人になってからは**「友達をつくろう」と意気込むよりも、つかず離れず会話をする程度とか、同じ趣味を楽しむ仲間をつくる**ほうがちょうど良いのではないかと思います。

病院の待合室で患者さん同士が会話されている様子を見ると、ニコニコと楽しそうですが、どちらかが会計まで終わると「では、また」とあっさりさよならしています。そのあとにお茶をしようとか、一緒に買い物へという流れはありません。

深くつながると、いがみ合ったり嫉妬したりという場面も出てきてしまいます。「あの人のほうが金持ち」「うちの旦那のほうが立場が上」というような、マウンティング的な話題になってしまうとややこしい。

それと、付き合う人は、必ずしも同年代でなくても良いと思います。

20代や、30代の若い子と、スポーツジムで友達になっている高齢者も多くいます。どちらもジムに通う会員で、立場は同じ。だから、年の差を意識せず、フラットに話せるのでしょうね。

このあいだも、「海外旅行のお土産を、ジム友の20代の子にあげたら、とっても喜んでくれた。若い子の笑顔を見ると幸せになるわ」と話す患者さんがいました。若い子にとっても、ちょっと高級なお土産を買ってきてくれて、親のように口うるさく言わずに話を聞いてくれる年上の人は、実は大切な存在なのだと思います。

なかには本当に仲良くなって、年の差40歳で一緒に旅行に行った人もいるくらい。孫とおばあちゃんみたいなものですけれど、あくまで「友達関係」だと言っていました。親族じゃないから、それぞれが抱える家庭の問題は抜きにできますし、いろんな意味でライバルにはならない。だから、旅行だけを純粋に楽しめるわけです。

友達と呼べる人がいなくても、人生は決して暗くはなりません。それよりも、年上や年下の人と話をして、その場、その場を楽しめると良いなと思います。

おわりに

最後までお読みいただきありがとうございます。

年齢は「変化」であり、人はいくつになっても成長できる。そのことがわかったら、肩の力が少し抜けてきたのではないでしょうか。

「その通りだな」と思うところもあれば、「私は違うな」と感じた部分もあったかもしれません。それぞれ体質も生活の状況も人によって違いますから、千差万別ですが、お友達や家族には役立つ内容が含まれていたかもしれません。

もし、「自分には関係ない」と思う項目であっても、周りに「老化だから……」「どうせ年だから」と元気がない人がいたら、せっかくですから教えてあげていただけたら嬉しいなと思います。

また、「知っている」と思われたところもあるでしょう。

たとえ知識として情報を持っていなくても、日々、何となく体で実感できていると、

「知っている」ように感じるものです。

意識していたことを整理しながら読んでいただくと、より深く理解できて、「変化」を楽しめるのではないでしょうか。１００歳を超えても、元気で楽しい生活を送るために、本書を活用していただけたら幸いです。

最後になりましたが、これまで私と接してくださったたくさんの患者さんたちに感謝の気持ちを述べさせてください。

みなさんとの会話、それぞれ人生を楽しまれる姿は、私の医師としての治療姿勢、そしてこうした書籍で考えや知識を発信できる力になっていますことに、心より感謝を申し上げます。

２０１９年８月

平松　類

編集協力　鹿住真弓
装画・本文イラスト　マツ

PHP新書

PHP INTERFACE
https://www.php.co.jp/

平松 類［ひらまつ・るい］

眼科専門医。医学博士。愛知県田原市出身。昭和大学医学部卒業。現在、二本松眼科病院、三友堂病院に勤務。高齢者の診療経験が多く、延べ10万人以上と接してきた。
著書に、『老人の取扱説明書』『認知症の取扱説明書』『知ってはいけない　医者の正体』（以上、SB新書）、『老眼のウソ』『その白内障手術、待った！』（以上、時事通信社）、『ガボール・アイ』（SBクリエイティブ）などがある。

老化って言うな！

（PHP新書1200）

二〇一九年九月二十七日　第一版第一刷

著者――平松　類
発行者――後藤淳一
発行所――株式会社PHP研究所
東京本部――〒135-8137　江東区豊洲5-6-52
第一制作部PHP新書課　☎03-3520-9615（編集）
普及部　☎03-3520-9630（販売）
京都本部――〒601-8411　京都市南区西九条北ノ内町11
組版――齋藤　稔（株式会社ジーラム）
装幀者――芦澤泰偉＋児崎雅淑
印刷所
製本所――図書印刷株式会社

ISBN978-4-569-84338-4

ＰＨＰ新書刊行にあたって

「繁栄を通じて平和と幸福を」(PEACE and HAPPINESS through PROSPERITY)の願いのもと、ＰＨＰ研究所が創設されて今年で五十周年を迎えます。その歩みは、日本人が先の戦争を乗り越え、並々ならぬ努力を続けて、今日の繁栄を築き上げてきた軌跡に重なります。

しかし、平和で豊かな生活を手にした現在、多くの日本人は、自分が何のために生きているのか、どのように生きていきたいのかを、見失いつつあるように思われます。そして、その間にも、日本国内や世界のみならず地球規模での大きな変化が日々生起し、解決すべき問題となって私たちのもとに押し寄せてきます。

このような時代に人生の確かな価値を見出し、生きる喜びに満ちあふれた社会を実現するために、いま何が求められているのでしょうか。それは、先達が培ってきた知恵を紡ぎ直すこと、その上で自分たち一人一人がおかれた現実と進むべき未来について丹念に考えていくこと以外にはありません。

その営みは、単なる知識に終わらない深い思索へ、そしてよく生きるための哲学への旅でもあります。弊所が創設五十周年を迎えましたのを機に、ＰＨＰ新書を創刊し、この新たな旅を読者と共に歩んでいきたいと思っています。多くの読者の共感と支援を心よりお願いいたします。

一九九六年十月

ＰＨＰ研究所

171 学ぶ意欲の心理学 市川伸一
304 パーソナリティ障害 岡田尊司
364 子どもの「心の病」を知る 岡田尊司
381 言いたいことが言えない人 加藤諦三
453 だれにでも「いい顔」をしてしまう人 加藤諦三
487 なぜ自信が持てないのか 根本橘夫
550 「うつ」になりやすい人 加藤諦三
583 だましの手口 西田公昭
695 大人のための精神分析入門 妙木浩之
697 統合失調症 岡田尊司
796 老後のイライラを捨てる技術 保坂 隆
825 事故がなくならない理由《わけ》 芳賀 繁
862 働く人のための精神医学 岡田尊司
867 「自分はこんなもんじゃない」の心理 榎本博明
895 他人を攻撃せずにはいられない人 片田珠美
910 がんばっているのに愛されない人 加藤諦三
918 「うつ」だと感じたら他人に甘えなさい 和田秀樹
942 話が長くなるお年寄りには理由《わけ》がある 増井幸恵
952 プライドが高くて迷惑な人 片田珠美
953 なぜ皮膚はかゆくなるのか 菊池 新
956 最新版「うつ」を治す 大野 裕
977 悩まずにはいられない人 加藤諦三
992 高学歴なのになぜ人とうまくいかないのか 加藤俊徳
1063 すぐ感情的になる人 片田珠美
1091 「損」を恐れるから失敗する 和田秀樹
1094 子どものための発達トレーニング 岡田尊司
1131 愛とためらいの哲学 岸見一郎
1195 子どもを攻撃せずにはいられない親 片田珠美

［人生・エッセイ］

263 養老孟司の〈逆さメガネ〉 養老孟司
340 使える！『徒然草』 齋藤 孝
377 上品な人、下品な人 山﨑武也
507 頭がよくなるユダヤ人ジョーク集 烏賀陽正弘
600 なぜ宇宙人は地球に来ない？ 松尾貴史
742 みっともない老い方 川北義則
763 気にしない技術 香山リカ
827 直感力 羽生善治
859 みっともないお金の使い方 川北義則
873 死後のプロデュース 金子稚子
885 年金に頼らない生き方 布施克彦
900 相続はふつうの家庭が一番もめる 曽根恵子
930 新版 親ができるのは「ほんの少しばかり」のこと 山田太一
938 東大卒プロゲーマー ときど

［知的技術］

929 人生にとって意味のある勉強法　陰山英男
933 すぐに使える！ 頭がいい人の話し方　齋藤 孝
944 日本人が一生使える勉強法　竹田恒泰
983 辞書編纂者の、日本語を使いこなす技術　飯間浩明
1002 高校生が感動した微分・積分の授業　山本俊郎
1054 「時間の使い方」を科学する　一川 誠
1068 雑談力　百田尚樹
1078 東大合格請負人が教える できる大人の勉強法　時田啓光
1113 高校生が感動した確率・統計の授業　山本俊郎
1127 一生使える脳　長谷川嘉哉
1133 深く考える力　田坂広志
1171 国際線機長の危機対応力　横田友宏
1186 実行力　橋下 徹

［思想・哲学］

032 〈対話〉のない社会　中島義道
058 悲鳴をあげる身体　鷲田清一
086 脳死・クローン・遺伝子治療　加藤尚武
468 「人間嫌い」のルール　中島義道
856 現代語訳 西国立志編　サミュエル・スマイルズ［著］／中村正直［訳］／金谷俊一郎［現代語訳］
884 田辺元とハイデガー　合田正人
976 もてるための哲学　小川仁志
1095 日本人は死んだらどこへ行くのか　鎌田東二
1117 和辻哲郎と昭和の悲劇　小堀桂一郎
1155 中国人民解放軍　茅原郁生
1159 靖國の精神史　小堀桂一郎
1163 AI監視社会・中国の恐怖　宮崎正弘

［自然・生命］

208 火山はすごい　鎌田浩毅
299 脳死・臓器移植の本当の話　小松美彦
777 どうして時間は「流れる」のか　二間瀬敏史
808 資源がわかればエネルギー問題が見える　鎌田浩毅
812 太平洋のレアアース泥が日本を救う　加藤泰浩
833 地震予報　串田嘉男
907 越境する大気汚染　畠山史郎
917 植物は人類最強の相棒である　田中 修
927 数学は世界をこう見る　小島寛之
928 クラゲ 世にも美しい浮遊生活　村上龍男／下村 脩
940 高校生が感動した物理の授業　為近和彦
970 毒があるのになぜ食べられるのか　船山信次
1016 西日本大震災に備えよ　鎌田浩毅